Polyneuropathie überwinden

Mit Nervenschmerzen und Restless Legs umzugehen lernen und ganzheitlich behandeln

Katharina Neustedt

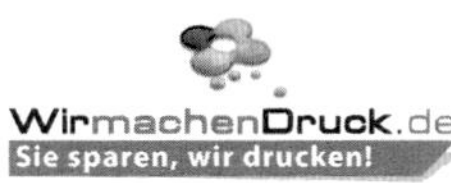

Email: info@edition-lunerion.de
www.edition-lunerion.de

Psiana eCom UG

Berumer Str. 44

26844 Jemgum

INHALT

Vorwort

Was ist eine Polyneuropathie? Welche Ursachen können für eine solche Erkrankung vorliegen und mit welchen Symptomen geht diese einher? Wie sehen die herkömmlichen Therapieformen aus, und was kann ich selber für mich tun, damit ich besser mit der Diagnose Polyneuropathie leben kann?

Auf all diese Fragen erhalten Sie in diesem Ratgeber spannende Informationen und Antworten. Bei diesem Buch spielt es keine Rolle, ob Sie selbst an einer Polyneuropathie erkrankt sind oder jemanden in Ihrem Umfeld kennen, der an dieser Erkrankung leidet. Sie erhalten grundsätzliche Informationen gepaart mit wirklich nützlichen Tipps für den Alltag.

Definition Polyneuropathie

Um uns die Definition einer Polyneuropathie genauer anschauen zu können, müssen wir uns zuerst unser Nervensystem anschauen. Unser Nervensystem wird unterteilt, einmal in das zentrale Nervensystem, welches sowohl aus unserem Gehirn als auch aus unserem Rückenmark besteht, und in unser peripheres Nervensystem. Das periphere Nervensystem besteht aus allen Zellen, die sowohl unser Rückenmark als auch unser Gehirn verlassen, und die durch den gesamten Körper führen. Außerdem erfolgt eine Unterteilung unserer Nerven. Diese Unterteilung findet bezüglich der unterschiedlichen Nervenimpulse statt. Impulse an unsere Muskulatur werden von den motorischen Nerven ausgesendet. Unsere sensorischen Nerven sind dazu da, Empfindungssignale auszusenden, wie beispielsweise Berührungen, Schmerzen, Vibrationen oder auch Temperaturunterschiede. Diese Informationen werden dann sowohl an unsere Gelenke als auch an unsere Muskeln weitergegeben. Diesen Vorgang nennt man Tiefensensibilität.

Die dritte Unterteilung spiegelt die autonomen Nerven wider. Unsere autonomen Nerven befinden sich vor allem in unseren inneren Organen und sind für die Regulierung unserer Herzfrequenz lebensnotwendig. Auch die Regulierung unseres Blutdrucks sowie die Schweißproduktion werden von den autonomen Nerven mitbestimmt. Zusätzlich benötigen wir unsere autonomen Nerven auch für die Regulierung der Blase, unseres Verdauungstraktes wie auch der Mann bezüglich der Erektionsfähigkeit. Wenn nun eine Polyneuropathie vorliegt, kommt es zu den unterschiedlichsten Funktionseinschränkungen, vor allem in der peripheren, sensorischen, motorischen und in den autonomen Nerven unseres Körpers aus den unterschiedlichsten Gründen. Häufig betroffen sind hier die längsten Nerven, die sich in unserem Körper befinden. Da vor allem die längsten Nerven in unserem Körper betroffen sind, sind vor allem unsere Zehen, Füße wie auch Unterschenkel am meisten betroffen. Hier wird der Begriff „distal" verwendet. „Distal“ bedeutet, dass es sich um etwas handelt, das weit von unserer Körpermitte entfernt ist. In unserem Beispiel ist es also eine distale Polyneuropathie, wenn die Zehen, Füße und Unterschenkel betroffen sind. Eher selten liegt eine sogenannte manifestierte Polyneuropathie vor. Bei einer manifestierten Polyneuropathie sind alle Symptome recht untypisch, wie beispielsweise eine sehr schnelle und voranschreitende Lähmungserscheinung. Deutlich häufiger kommt die Form der sensorischen Polyneuropathie vor, wobei sich die Symptome erst ganz langsam entwickeln, meistens durch Schmerzen in den Füßen. Die Wahrscheinlichkeit, an einer Polyneuropathie zu erkranken, liegt bei etwa 2-3 %. Mit steigendem Alter steigt jedoch auch die Wahrscheinlichkeit. Menschen über 55 haben eine Erkrankungswahrscheinlichkeit von ca. 8%.

Doch welcher Teil unserer Nervenzellen wird denn nun genau geschädigt? Für diese Frage müssen wir uns einmal die Nervenzellen an sich anschauen. Unsere Nervenzellen setzen sich aus einem Nervenfortsatz und einem Zellkörper zusammen. Der Nervenfortsatz ist häufig bis zu 1 m lang. Bei den Nervenfortsätzen, auch Axone genannt, handelt es sich um eine Art Kabel. Diese Nervenkabel werden mit einer Art isolierter Schicht vor äußeren Einflüssen geschützt. Diese isolierte Schicht wird Myelinschicht genannt. Doch die Myelinschicht dient nicht nur als Schutz, sondern hat ergänzend noch eine weitere wichtige Aufgabe, die elektrische Nervensignalweiterleitung.

Durch die Myelinschicht werden elektrische Signale weitergeleitet. Prinzipiell lässt sich sagen, dass eine Polyneuropathie dann vorliegt, wenn zur selben Zeit mehrere periphere Nerven innerhalb unseres Körpers nicht mehr richtig ihrer Arbeit nachgehen können. Hierfür können die unterschiedlichsten Ursachen vorliegen, die im entsprechenden Kapitel genauestens bezeichnet werden. Beispielsweise können Infektionen, ganz bestimmte Arzneimittel, Toxine oder auch Krebserkrankungen zu einer Vielzahl von Fehlfunktionen innerhalb unseres peripheren Nervensystems die Ursache sein.

Häufig kommt dann zuerst der Empfindungsverlust oder auch eine Art Schwächegefühl, das sowohl Füße als auch die Hände, Beine und Arme oder auch den Rumpf betreffen können. Ob eine Polyneuropathie vorliegt, lässt sich durch die Diagnostik herausfinden. Hierfür werden sowohl Bluttests als auch Urintests gemacht, Nervenleitungsuntersuchungen durchgeführt und ein sogenanntes Elektromyographieergebnis erzielt. Außerdem werden zwei Formen der Polyneuropathie voneinander unterschieden. Bei der ersten Form handelt es sich um die akute Polyneuropathie, bei der der Beginn einer Polyneuropathie akut und plötzlich auftritt, wohingegen bei der chronischen Polyneuropathie die Entwicklung sehr langsam fortschreitet und häufig über Monate oder sogar Jahre hinweg sich erst langsam entwickelt. Grundsätzlich können bei einer Polyneuropathie die unterschiedlichen Abschnitte innerhalb einer Nervenzelle, die sich in unserem Körper befindet, geschädigt werden. Hierbei kann sowohl die Nervenfaser als auch die isolierte Schicht, die sich um die Nervenfaser herum befindet, beschädigt sein.

Wichtig bei einer Polyneuropathie ist es, die Ursachen herauszufinden und diese zu beheben. Lediglich die Symptome zu behandeln ist wenig zielführend, wenn die Ursachen nicht behoben oder entdeckt werden. Deshalb wird als erstes die Analyse der Ursachen bei der Polyneuropathiebehandlung in den Fokus gesetzt. Außerdem werden zwei Polyneuropathiearten aufgrund ihrer Entstehung deutlich voneinander differnziert angesehen.

Bei der einen handelt es sich um die demyelinisierende Polyneuropathie. Hierbei ist die schützende Markschicht, die sogenannten Myelinschicht, von einem Zerfall betroffen, wohingegen es sich bei der axonalen Polyneuropathie um eine Störung im Axon (dem Nervenfortsatz) handelt.

Die beiden Formen der Polyneuropathie können tatsächlich auch in Kombination auftreten. Wenn es zu einer kombinierten Polyneuropathie kommt, werden sowohl die Markschicht als auch die Nervenfortsätze verletzt.

Der Verlauf und die Prognose einer Polyneuropathie:

Viele Patienten machen sich Sorgen und fragen sich, ob eine Polyneuropathie überhaupt heilbar ist. Grundsätzlich lässt sich sagen, dass die Polyneuropathie sich wie fast jede Krankheit verhält. Je eher sie erkannt und dementsprechend auch behandelt werden kann, desto besser sieht die anschließende Prognose aus. Das schwierige bei einer Polyneuropathie ist, dass die Symptome sich oft erst schleichend entwickeln und es sich so bei einer Diagnosestellung bereits um eine fortgeschrittene Polyneuropathieerkrankung handelt.

Die Diagnose wird häufig erst relativ spät gestellt, so dass die Prognose sich dementsprechend verschlechtert. Das liegt vor allem daran, dass Patienten die ersten Anzeichen nicht richtig deuten oder sie erst gar nicht wahrnehmen. Wenn es zu einer späten Entdeckung der Polyneuropathie kommt, sind die Nerven meist irreparabel beschädigt. Irreparabel heißt hierbei, dass eine Schädigung der Nervenzellen nicht mehr umkehrbar ist. Damit ist eine Heilung nicht mehr komplett möglich. Nichtsdestotrotz wird nach der Diagnosestellung versucht, die individuell richtige Behandlung zu finden, um weitere Nervenschäden, die durch die Polyneuropathie verursacht werden, weitestgehend zu verhindern und auch bereits bestehende Symptome mit einer Behandlung zu verbessern. Eines der grundsätzlichen Probleme bei einer Polyneuropathie ist, dass immer mehreren Nerven betroffen sind. Wir benötigen jedoch gesunde Nerven in unserem Körper, damit unsere Wahrnehmungen auch richtig funktionieren können. Unsere Nerven sind nämlich unter anderem in der Lage, sowohl Berührungen als auch Wärme und Kälte festzustellen.

Besäßen wir in unserem Körper keine Zellen, die für diese Empfindungen zuständig sind, würden wir beispielsweise auf eine heiße Herdplatte fassen und uns die Hand verbrennen, dies aber nicht spüren. Dies würde selbstverständlich zu schweren Verletzungen führen, da wir eine Schmerzempfindung nicht spüren könnten. Dadurch, dass unsere Nerven innerhalb unseres Körpers für eine Menge an unterschiedlichen Funktionen verantwortlich sind, kann eine Polyneuropathie auch extrem unterschiedliche Symptome hervorrufen. In welchem Ausmaß eine Nervenschädigung auftritt, hängt hierbei häufig von der Ursache ab.

Ursachen einer Polyneuropathie

Die Ursachen sind wegweisend bei einer Polyneuropathie. Aktuell sind Hunderte unterschiedlicher Ursachen für eine Polyneuropathieerkrankung bekannt. Am häufigsten kommt die diabetische Polyneuropathie vor. Diese Nervenschädigungen entstehen durch die Zuckerkrankheit (Diabetes). Die alkoholische Polyneuropathie, die, wie der Name schon vermuten lässt, durch Alkohol ausgelöst wird, kommt an zweiter Stelle der Häufigkeit vor.

Bei der diabetischen Polyneuropathie spielt es keine Rolle, ob der Patient Typ 1-Diabetiker oder Typ 2-Diabetiker ist. Denn in beiden Fällen kann eine Polyneuropathie auftreten. Den Statistiken nach zu urteilen betrifft eine Polyneuropathie fast jeden zweiten Diabetiker im Laufe seines Lebens und hierbei ist ganz entscheidend, inwieweit die Diabeteserkrankung aktuell behandelt wird. Auch wenn sich Diabetiker meistens in medizinischen Therapien befinden, gibt es dennoch Patienten, deren Blutwerte als relativ schlecht eingestellt gelten. Gerade diese Patienten erkranken häufig besonders früh und besonders schwer an einer diabetischen Polyneuropathie.

Hierbei ist noch nicht abschließend geklärt, welche Mechanismen genau dazu führen, dass der dauerhaft zu hohe Blutzucker eine Nervenschädigung zur Folge hat. Hierbei gibt es nämlich mehrere Möglichkeiten. Zum einen ist es so, dass der zu hohe Blutzucker unsere Nerven direkt schädigen kann. Experten gehen davon aus, dass die Zuckermoleküle sogenannte reaktive Verbindungen bilden. Diese reaktiven Verbindungen greifen dann die Nervenzellen an und können Sie über die Zeit irreparabel schädigen.

Des Weiteren ist der Blutzucker in der Lage, die kleinen Blutgefäße in unserem Körper zu schädigen. Eine Folge hiervon kann sein, dass unsere Nerven schlechter mit Sauerstoff und Nährstoffen versorgt werden. Hierunter leidet vor allem die Funktionsfähigkeit unserer Nerven. Auch ein Absterben unserer unterversorgten Nerven ist möglich. Der Verlauf der diabetischen Polyneuropathie ist meist schleichend. Dies bedeutet, dass sich Symptome häufig erst langsam und mit der Zeit einstellen. Grundsätzlich muss man feststellen, dass eine Nervenschädigung bei jedem Patienten anders verläuft. Deshalb lässt sich nicht pauschal sagen, in welcher Art und in welcher Stärke die Symptome auftreten.

Der zweithäufigste Grund für eine Polyneuropathieerkrankung ist der Alkohol. Hierbei handelt es sich bei der Ursache nicht um gelegentlichen Alkoholkonsum, sondern um den chronischen Alkoholabusus. Hierbei gilt ebenfalls, dass die ganz genauen Mechanismen, warum unsere Nerven hierbei geschädigt werden, noch nicht abschließend untersucht wurden. Experten gehen davon aus, dass der Alkohol direkt in der Lage ist, unsere Nerven anzugreifen. Das direkte Angreifen des Alkohols auf unsere Nerven gilt als hauptverantwortlich für eine Polyneuropathie bei Alkoholikern.

Hinzu kommt, dass Menschen, die umgangssprachlich als Alkoholiker bezeichnet werden, auch oft eine Mangelernährung aufweisen. Alkoholiker ernähren sich häufig aus den unterschiedlichsten Gründen, meist jedoch aufgrund der finanziellen Situation, sehr einseitig oder mangelhaft. Dies hat zur Folge, dass unter anderem ein Vitamin B 12-Mangel entsteht. Wir benötigen jedoch das Vitamin B 12 für die Funktion unseres Nervensystems. Also könnte auch ein Vitamin B 12-Mangel bei einem Alkoholiker eine Nervenstörung oder Schädigung begünstigen.

Ein Vitamin B 12-Mangel kann auch ohne Alkoholismus zu Polyneuropathie führen. Dies kann beispielsweise bei Veganern oder auch nach einer Magenoperation der Fall sein.

Auch Nierenerkrankungen, Lebererkrankungen oder eine Störung der Schilddrüsenfunktion, wie beispielsweise eine Schilddrüsenunterfunktion, können Ursache für eine Polyneuropathie sein. Besonders erhöht wird das Risiko, an Polyneuropathie zu erkranken, durch Gifte wie beispielsweise Blei oder Arsen und Medikamente, vor allem durch Medikamente gegen Krebs.

Es gibt jedoch auch einige Bakterien und Viren, die eine Infektion auslösen können, die zu einer Polyneuropathie führen können, beispielsweise das pfeiffersche Drüsenfieber, HIV, Diphtherie, Gürtelrose und so weiter.

Neben der diabetischen Polyneuropathie und der alkoholischen Polyneuropathie werden die in der Häufigkeit folgenden Polyneuropathieerkrankungen durch Gifte oder auch Erkrankungen ausgelöst. Nur in ganz seltenen Fällen kann eine Nervenschädigung tatsächlich genetisch bedingt sein. Es gibt beispielsweise Erkrankungen, die angeboren sind, und die durch eine Polyneuropathie begleitet entdeckt werden. Bei ca. 80% aller Patienten lässt sich die Ursache für eine Polyneuropathie feststellen. Lediglich bei 20% aller Betroffenen bleibt die Ursache weitgehend ungeklärt.

Eine Polyneuropathie die durch Schwermetalle, Medikamente oder sonstige Nervengifte entstanden ist, nennt man toxische Polyneuropathie. Von einer urämischen Polyneuropathie spricht man, wenn der Patient unter einer bereits lang bestehenden Niereninsuffizienz leidet. Vor allem Patienten, die regelmäßig zur Blutwäsche, der sogenannten Dialyse, gehen müssen, sind hiervon häufig betroffen. Das kommt daher, dass sich bestimmte Substanzen im Blut ablagern, die dort nicht hingehören. Diese sollten eben nicht in unserem Blut bleiben, um unserem Körper keinen Schaden zufügen zu können. Wie jedoch anhand dieser Substanzen, die sich im Blut ablagern, schlussendlich eine Polyneuropathie entsteht, ist nicht bekannt. Bekannt ist jedoch, dass in etwa ein Viertel aller Dialysepatienten an einer urämischen Polyneuropathie leidet.

Einige Personen leiden auch unter einer hereditären Form der Polyneuropathie. Hierbei wird unterschieden, auf welche Bereiche unseres Körpers die Polyneuropathie sich auswirkt:

Auf die motorischen Nerven: Unsere motorischen Nerven kontrollieren unsere Muskelbewegungen.

Auf unsere Hirnnerven: Diese kontrollieren unser Gesicht, die Augen, die Nase, die Ohren, die Muskeln im Kopf, die alle zusammen mit dem Gehirn verbunden sind.

Auf die sensorischen Nerven: Die sensorischen Nerven sind dafür zuständig, die sensorischen Informationen weiter zu leiten.

Hierbei ist auch eine Kombination von mehreren Nervenbereichen, die geschädigt sein könnten, möglich.

Auch eine Autoimmunerkrankung kann zu einer Nervenschädigung führen. Bei einer Autoimmunerkrankung richtet sich immer das eigene Abwehrsystem gegen den eigenen Körper. Dies kann unter anderem Gefäßentzündungen, Nervenschädigungen wie auch Autoimmunerkrankungen an sich zur Folge haben.

Obwohl die Ursache bei einer Polyneuropathie eine der entschiedensten Rollen spielt und obwohl die Diagnostik bereits so fortgeschritten ist, wird bei fast jedem fünften Patienten die Ursache für eine Polyneuropathieerkrankung nicht entdeckt. In diesen Fällen kann leider nicht an der Ursache gearbeitet werden, sondern lediglich an den Symptomen des Patienten.

Symptome einer Polyneuropathie

Dadurch, dass es unterschiedliche Formen einer Polyneuropathieerkrankung gibt, gibt es selbstverständlich auch unterschiedliche Symptome. Welche Symptome genau bei einem Menschen mit einer Polyneuropathieerkrankung auftreten hängt von den geschädigten Nerven ab. Hierbei unterscheidet man drei unterschiedliche Störungsbereiche, die motorische Störung, die autonome Störung und die sensible Störung.

Außerdem ist es möglich, die Polyneuropathiesymptome bezüglich ihrer Verteilung einzuteilen.

Hierbei wird unterschieden zwischen der sogenannten symmetrischen Polyneuropathie, einer asymmetrischen Polyneuropathie, einer distalen Polyneuropathie und letztendlich einer proximalen Polyneuropathie.

Unter einer asymmetrischen Polyneuropathie versteht man Symptome, die häufig sowohl die Füße als auch die Arme betreffen. Wenn jedoch die Symptome lediglich auf einer Körperseite auftauchen, liegt eine asymmetrische Polyneuropathie vor.

Von einer distalen Polyneuropathie spricht man ebenfalls, wenn Symptome in den Füßen und den Händen auftreten, also in Körperregionen, die weit vom Rumpf entfernt liegen. Der Gegenspieler hierzu ist die proximale Polyneuropathie, die deutlich seltener vorkommt als die distale Polyneuropathie. Bei der proximalen Polyneuropathie gibt es die Nervenschädigung in Rumpfnähe, bzw. in rumpfnahen Körperteilen.

Dass Nerven besonders empfindlich und sensibel sind, wissen die Meisten. Unsere Nerven, die zu unserem Gehirn hin führen, informieren unser Gehirn beispielsweise über Schmerzreize, über Berührungen, über Temperaturen oder auch über Druck- und Vibrationsgefühle. Bei einer Polyneuropathie liegt eine Störung in dieser Sensibilität vor. Hierbei leidet vor allem die Wahrnehmung dieser Reize. Meist beginnt alles im Zehenbereich, denn unsere Zehen sind häufig zuerst betroffen. Doch auch Arme, Beine, Hände und Füße können als erste Symptome wahrgenommen werden. Beispielsweise kann sich dies durch ein Kribbeln oder durch einen sowohl stechenden als auch brennenden Schmerz äußern.

Vor allen Dingen Missempfindungen im Allgemeinen stellen ein deutliches Problem dar. Auch Taubheitsgefühle kommen nicht selten bei einer Polyneuropathierrkrankung vor. Häufig ist eines der größten Probleme das Auftreten des Taubheitsgefühls in den Beinen.

Betroffene Patienten haben häufig Koordinationsschwierigkeiten und dadurch starke Probleme beim Gehen, Stehen oder auch Laufen. Durch das Temperaturempfinden, das bei einer Polyneuropathie gestört ist, können enorme Verletzungen die Folge sein. Wenn wir uns beispielsweise die Hand in einer Tür klemmen, spüren wir den Schmerz sofort und versuchen, die Tür wieder zu öffnen, um die Hand zu befreien. So bleibt der Finger oder die Hand nur kurz gequetscht. Wenn bei einer Polyneuropathie jedoch die Schmerzempfindlichkeit enorm geschwächt oder nicht mehr vorhanden ist, kann die eingeklemmte Hand oder der eingeklemmte Finger relativ schmerzfrei sein. Hierdurch haben wir nicht das Gefühl, dass etwas wirklich Schlimmes passiert ist oder dass wir damit zum Arzt müssten. Auch die Dauer, bis wir feststellen, dass unsere Hand oder unser Finger eingeklemmt ist, ist deutlich länger ohne eine vernünftig funktionierende Schmerzempfindung. Bei dem Beispiel der eingeklemmten Hand ist es so, dass uns selbstverständlich nach kurzer Zeit trotzdem auffällt, dass unsere Hand oder unser Finger eingeklemmt ist, da wir uns nicht fortbewegen können. Jedoch gibt es eine Vielzahl an Situationen, in denen wir erst zu spät mitbekommen könnten, dass wir uns verletzt haben, wenn keine Schmerzreizung stattfindet.

Auch die fehlende Temperaturempfindlichkeit stellt ein großes Problem dar, beispielsweise für Menschen, die in Skigebieten wohnen. Wenn uns ein Zeh einfriert, merken wir dies sofort. Wenn Patienten jedoch mit einer Polyneuropathie Gefahr laufen, dass ein Zeh einfrieren könnte, kann dies lange Zeit unentdeckt bleiben und letzten Endes gegebenenfalls auch zu einer Zehamputation führen. Vor allem leiden Patienten unter dem Verlust ihrer Kraft. Das liegt daran, dass unsere motorischen Nerven Befehle von unserem Gehirn in unseren Skelettmuskel leiten. Durch diese Befehle wird der Muskel dazu angehalten, sich zusammen zu ziehen. Wenn jedoch eine motorische Polyneuropathie vorliegt, sind diese Nerven geschädigt, die diese Befehle weiterleiten können. Dadurch verlieren Patienten in den betroffenen Bereichen ihres Körpers häufig die Kraft, da die Muskulatur keine Informationen vom Gehirn erhält, dass dieser sich zusammenziehen soll. Auch Muskellähmungen und Muskelkrämpfe können hierdurch die Folge sein. Prinzipiell gilt, dass grundsätzlich Gewebe in unserem Körper, das über eine längere Zeit nicht mehr aktiviert oder nur unzureichend benutzt wird, sich zurückbildet. Das bedeutet, dass dieses schrumpft und auch komplett verschwinden kann. So kann es also bei einer motorischen Polyneuropathie zum Muskelschwund kommen, und dies vor allem in der Skelettmuskulatur, da die Muskulatur sich dort besonders schnell zurückbilden und verschwinden kann.

Symptome einer Polyneuropathie im Bereich der autonomen Nerven:

Unsere autonomen Nerven sind vor allem für die Steuerung der Funktionen innerhalb unserer inneren Organe verantwortlich, beispielsweise für unsere Lunge, unser Herz oder auch für unseren Magen-Darm-Trakt. Auch die Blase und die Geschlechtsorgane fallen unter die steuernde Funktion des autonomen Nervensystems. Dies bedeutet, dass all diese Organe nicht dem körpereigenen Willen unterworfen sind.

Beispielsweise ist man nicht in der Lage, seinem Herzmuskel bewusst die Informationen zu geben, dass dieser sich jetzt zusammenziehen soll. All dies geschieht autonom, also eigenständig ohne dass wir unseren Körper daran erinnern müssen. Ein weiteres Beispiel, an dem sich dieses Phänomen gut erklären lässt, ist unsere Lunge. Ob wir schlafen, uns in einer stressigen Situation befinden, Angst haben oder total abgelenkt sind, auch wenn wir in jeglicher Situation nicht ans Atmen denken, atmet unser Körper völlig autonom weiter. Kommt es nun zur Schädigung unserer autonomen Nerven, kann dies tatsächlich lebensbedrohliche Folgen haben. Beispielsweise kann es bei einer Darmnervverletzung zu starkem Durchfall oder auch zu heftigen Verstopfungen kommen. Wenn ein Mensch dauerhaft und stetig an zu starkem Durchfall leidet, kann er keine Elektrolyte bei sich behalten und dies kann vor allem bei Kindern und älteren Menschen lebensbedrohlich werden. Auch unsere Blasenfunktion kann stark in Mitleidenschaft gezogen werden, wenn die Nerven betroffen sind, die die Blasenfunktion autonom regulieren. Hierbei handelt es sich dann letztendlich um eine Blasenentleerungsstörung, die beispielsweise ein unkontrolliertes Wasserlassen zur Folge haben kann. Noch schlimmer ist eine Schädigung der Nerven in unserer Lunge. Diese kann nämlich zum Atemstillstand führen.

Die Symptome einer diabetischen Polyneuropathie, also infolge einer Zuckererkrankung, treten grundsätzlich schleichend auf. Im Anfangsstadium werden häufig noch keinerlei Symptome erkannt, die spezifisch auf eine Polyneuropathie hindeuten könnten. Bei einer diabetischen Polyneuropathie werden als erstes die sensiblen Nervenfasern in Mitleidenschaft gezogen. Dann fängt es langsam an, dass die Betroffenen beispielsweise ein Kribbeln in den Beinen oder auch ein Taubheitsgefühl in den Zehen oder Beinen verspüren können. In dieser Phase verspüren einige auch bereits einen brennenden Schmerz in den Füßen, das sogenannte Burning Feet Syndrom.

Das Problem einer Polyneuropathie ist vor allem, dass die Symptome sich besonders nachts und in Ruhe bemerkbar machen. Häufig können betroffene Patienten nicht einmal die Berührung der Bettdecke an den betroffenen Stellen ertragen. Dies führt häufig zu Schlafstörungen und einem damit einhergehenden Unwohlsein. Auch Schmerzen in den betroffenen Bereichen werden häufig nicht wahrgenommen. Dadurch bleiben vor allem kleinere Verletzungen häufig unbemerkt. Die Gefahr dabei ist, dass bei Diabetikern meistens auch die Durchblutung gestört ist und so auch kleinere Verletzungen sehr schlecht abheilen. Dieses Szenario spielt sich häufig an den Füßen ab und wird das sogenannte diabetische Fußsyndrom genannt. Hierbei kann es im schlimmsten Falle auch zu einem Absterben des Gewebes kommen, das wiederum Nekrose genannt wird. In den meisten Fällen tritt eine Polyneuropathie bei Diabetikern an beiden Füßen oder beiden Beinen auf. Dass nur ein Fuß oder nur ein Bein betroffen ist, ist bei Diabetikern eher selten. In einem weiteren polyneuropathischen Verlauf kann es auch zu einer Schädigung der autonomen Nerven kommen.

Hierbei kann es dann zu unterschiedlichen Symptomen wie beispielsweise Erbrechen, Harninkontinenz, Schluckstörungen, oder auch zu einer Art der Potenzstörung kommen.

Die Symptome einer alkoholischen Polyneuropathie dagegen können im schwersten Fall zur Lähmung der Augenmuskulatur führen. In manchen Fällen kann eine alkoholische Polyneuropathie sogar symptomlos erfolgen, was wiederum schwere Folgen haben kann, da ein zu spätes oder ausbleibendes Erkennen einer Polyneuropathie irreparable Schäden verursachen könnte. Wenn jedoch Symptome auftauchen, schreiten diese langsam voran. Auch hier treten die meisten Symptome an den Beinen auf. Bei einer alkoholischen Polyneuropathie handelt es sich um eine symmetrische Polyneuropathie, da meistens beide Seiten betroffen sind. Hierbei treten Missempfindungen, Muskelschwund, Schmerzen, Sensibilitätsstörungen oder auch schwere Muskelerschlaffung auf. Eine Folge diesbezüglich könnte sein, dass die betroffenen Patienten nicht mehr richtig in der Lage sind, zu stehen oder zu gehen. Grundsätzlich hilft es immer, auf Symptome des eigenen Körpers zu hören. Bei jeder Krankheit ist es so, dass diese deutlich besser behandelt werden kann und auch die Prognosen deutlich besser sind, je eher die Erkrankung entdeckt wird. Für die Entdeckung der Erkrankung ist der jeweilige Patient der wichtigste Indikator. Denn erst, wenn Sie mit Beschwerden zu Ihrem Arzt gehen und diese Beschwerden oder Symptome richtig wiedergeben können, kann Ihr Arzt anhand einer guten Diagnostik auch eine vernünftige Diagnose stellen.

Diagnostik und Therapieformen

Die Therapieformen bei einer Polyneuropathie sind natürlich abhängig davon, um welche Polyneuropathie es sich handelt. Doch wie stellt man fest, ob es sich überhaupt um eine Polyneuropathie handelt? Hierzu haben Neurologen eine Vielzahl an Testmöglichkeiten. Beispielsweise wird die Nervenleitgeschwindigkeit durch Strom gemessen, der durch die Nervenbahnen verläuft. Werden die Impulse direkt weitergeleitet, liegt keine Polyneuropathie vor. Kommen die Impulse jedoch erst mit einer deutlichen Verzögerung an, kann dies ein starker Hinweis auf eine Polyneuropathie sein.

Auch die Vibrationsempfindlichkeit wird bei Verdacht vom Neurologen mittels einer Stimmgabel überprüft. Der Betroffene wird darum gebeten anzugeben, ab wann er die Schwingungen nicht mehr spüren kann. Auch das Schmerz- und Temperaturempfinden werden geprüft. Gesunde Menschen nehmen eine Wärme ab 38 Grad aktiv wahr. Bei Patienten, die an einer Polyneuropathie erkrankt sind, tritt eine Wahrnehmung erst bei viel höheren Temperaturen auf, deshalb kann ein betroffener Patient beispielsweise auch über etwas Heißes laufen, ohne die Verbrennungen zu spüren. Dies ist vor allem im Alltag sehr gefährlich, da es zu schweren körperlichen Einschränkungen kommen kann. Wenn jemand sich eine Erfrierung (durch Kälte) oder eine Verbrennung (durch Hitze) zuzieht, kann es zu starken Verletzungen führen. Im schlimmsten Fall könnte dies zu einer Amputation führen.

Auch eine Biopsie kann dafür genutzt werden, die Ursache herauszufinden. Hierbei wird beispielsweise ein Stück des Nervengewebes entnommen und untersucht. So kann beispielsweise festgestellt werden, ob eine Polyneuropathie vorliegt und ob diese durch eine Infektion entstanden ist, ob eine Erbkrankheit das Problem darstellt, oder ob eine Autoimmunerkrankung der Schlüssel zu Ursache ist. Auch ein MRT und eine Ultraschalluntersuchung der Nerven, um diese auf typische Veränderungen zu untersuchen, sind bei einigen Spezialisten möglich.

Eine Biopsie wird außerdem durchgeführt, wenn der Patient eine Lepraerkrankung aufweist, aufgrund derer eine Nervenschädigung vermutet wird. Bei diesem Biopsieverfahren werden kleine Nervengewebeproben entnommen und anschließend untersucht.

In nur ganz wenigen Fällen wird eine Hautbiopsie durchgeführt. Dabei wird, wie es der Name bereits vermuten lässt, eine Probe aus der Haut geschnitten und ebenfalls genauestens untersucht. Meistens findet diese Hautbiopsie am Unterschenkel statt.

Als Erstes steht also der Weg zum Arzt Ihres Vertrauens an, der bei Ihnen eine Polyneuropathie anhand Ihrer Symptome diagnostizieren kann. Innerhalb dieses Arzt-Patienten-Gespräches wird der Arzt Ihnen eine Reihe von Fragen stellen. Versuchen Sie hierbei, Ihre Symptome genauestens zu schildern und sich im Vorfeld bereits zu überlegen, wie lange die einzelnen Beschwerden bereits anhalten. Denn dies ist eine Frage, die für die Diagnostik entscheidend ist. Ihr Arzt wird sich außerdem nach gegebenenfalls vorhandenen Vorerkrankungen informieren, wie beispielsweise einer Diabeteserkrankung, einer Schilddrüsenerkrankung oder auch einer Nierenerkrankung. Außerdem müssen Sie innerhalb dieses Gespräches Ihren Arzt über alle Medikamente informieren, die Sie einnehmen.

Auch eine Frage zu Ihrem Alkohol und/oder Drogenkonsum kann Ihnen gestellt werden. Ihrem Arzt gegenüber sollten Sie stets ehrlich und offen antworten, denn nur so kann eine vernünftige Diagnose für Ihre Symptome herausgefunden werden. Nach dem Arzt-Gespräch werden Sie dann körperlich untersucht.

Hierbei schaut der Arzt genau nach, ob beispielsweise Ihre Pupillen auf einfallendes Licht vernünftig reagieren und ob Ihre Reflexe in einem normalen Maße vorhanden sind. Auch auf mögliche Fehlbildungen, sogenannte Deformitäten, wird Ihr Arzt achten. Hierbei kann es sich beispielsweise um einen Hohlfuß oder einen Krallenzeh handeln, der auf eine erblich bedingte Polyneuropathie hindeuten könnte. Je genauer die Untersuchung von Statten gehen kann, desto einfacher kann Ihr Arzt Ihre Symptome einer bestimmten Polyneuropathieerkrankung zuordnen.

Die bereits oben erwähnte Nervenleitgeschwindigkeitsmessung, auch Elektroneurografie oder einfach nur ENG genannt, findet an dieser Stelle häufig statt. Hierfür setzt Ihr Arzt einen elektrischen Impuls an unterschiedlichen Stellen des betroffenen Nervs an. Es müssen mindestens zwei unterschiedliche Stellen sein, können aber je nach Ihrer Symptomatik auch mehrere unterschiedliche Stellen werden.

Hier wird nun die Zeit der Reaktion Ihres Muskels gemessen. Durch das Aussenden des Impulses und die Zeitspanne, bis dieser Impuls in Ihrem Muskel angekommen ist, kann eine Polyneuropathie entdeckt werden.

Bei einer quantitativen sensorischen Untersuchung, wird durch den Arzt geprüft, ob der Betroffene auf Temperatur oder Druckreize reagieren kann. Durch diese Untersuchung wird festgestellt, ob die Empfindlichkeit gestört ist, was wiederum auf eine Polyneuropathie hindeuten könnte. Die quantitative sensorische Untersuchung gehört nicht zur Standarduntersuchung, da sie sehr zeitaufwendig ist und man auf die Mitarbeit des Patienten angewiesen ist.

Bei einer Elektrokardiografie-Untersuchung kann festgestellt werden, ob die autonomen Nervenfasern, die sich in unserem Herzen befinden, geschädigt wurden.

Eine Elektromyographie ist dafür da, um die elektrische Muskelaktivität zu prüfen. Diese Untersuchungsmethode wird häufig auch nur EMG genannt. Hierbei wird vor allem bei Patienten die an einem Schwäche Gefühl in den Beinen leiden genau untersucht, ob das Problem von der Muskulatur oder von den Nerven stammt.

Die Harnblase wird mittels Ultraschall untersucht, um ebenfalls eine Polyneuropathie feststellen zu können. Hierbei wird dem betroffenen Patienten nach dem Wasserlassen die Blase per Ultraschall untersucht, um festzustellen, ob sich nach dem Toilettengang noch Restharn in der Blase befindet. Wenn das der Fall ist, deutet dies meist auf eine Blasenentleerungsstörung hin. Bei einer autonomen Polyneuropathie ist dies sehr oft der Fall.

Auch eine Möglichkeit, um eine Polyneuropathie feststellen zu können, ist die Nervenbiopsie. Hierbei wird eine kleine Probe eines Nervengewebes entnommen und unter einem Mikroskop untersucht. Auch bei der Nervenbiopsie handelt es sich um kein standardisiertes Verfahren, sondern um eine Untersuchung, die nur in bestimmten Fällen durchgeführt wird. Beispielsweise kann dies der Fall sein, wenn es sich bei dem betroffenen Patienten um einen Diabetiker handelt, der jedoch nur auf einer Körperseite Symptome aufweist. Hierbei würde es sich dann um einen

Patienten mit einer asymmetrischen diabetischen Polyneuropathie handeln, die relativ selten vorkommt.

Besonders wichtig bei der Diagnostik ist die Blutuntersuchung, die meist Aufschluss über die Nervenschädigungen bringt.

Bei einer Polyneuropathie werden die Entzündungswerte untersucht, da erhöhte Entzündungswerte auf einen Nervenschaden hindeuten können. Hierbei werden vor allem der CRP-Wert und die weißen Blutkörperchen angeschaut.

Handelt es sich bei dem betroffenen Patienten um einen Diabetiker, wird der HB A1 C-Wert gemessen. Hierbei handelt es sich um den Langzeit-Zuckerwert. Dieser zeigt, inwiefern der Diabetiker in den letzten Monaten mit seinen Medikamenten eingestellt wurde. Auch der Vitamin B 12-Status wird abgenommen, um gegebenenfalls einen Vitamin B 12-Mangel festzustellen oder auszuschließen. Auch bei einem Verdacht einer bestimmten Erkrankung, die in der Lage ist, eine Polyneuropathie zu verursachen, können spezielle Blutuntersuchungen sinnvoll sein. Hierbei kann eine Infektionskrankheit im Blutbild abgelesen werden, beispielsweise bei einer vermuteten Borreliose. Hierbei würde dann in dem Bluttest eine Suche nach Antikörpern gegen die Borrelien gesucht werden. Außerdem werden sich die Nierenwerte wie auch Leberwerte im Blutbild ganz genau angesehen. Bei erhöhten Nieren- und/oder Leberwerten kann eine Schädigung der Leber oder auch der Niere vorliegen. Hierfür könnte zum Beispiel Alkoholmissbrauch die Ursache sein. Auch ein oraler Glukosetest ist möglich, um festzustellen, wie gut Ihr Körper in der Lage ist, Zucker zu verarbeiten.

Sollte es hierbei zu einem auffälligen Ergebnis kommen, könnte bei Ihnen eine Diabeteserkrankung oder eine Diabetesvorstufe vorliegen, die bis dato noch unentdeckt war. Vor allem der nüchterne Blutzuckerwert ist hier sehr entscheidend bei der Beurteilung.

Eine genetische Untersuchung sollte immer dann stattfinden, wenn innerhalb einer Familie mehrere Patienten an einer Polyneuropathie leiden. Wenn dies gehäuft innerhalb einer Familie vorkommt, gilt eine erbliche Ursache als sehr wahrscheinlich. Auch, wenn es in einer Familie zu einer Vielzahl an Skoliosefällen kommt, kann es sich um eine erblich bedingte Polyneuropathie handeln.

Mittels eines Gentests kann das Erbgut des betroffenen Patienten auf Mutationen getestet werden. Mutationen sind Veränderungen, die beispielsweise eine Polyneuropathie begünstigen können.

Bei einer Therapie geht es immer darum, die Erkrankung, sofern dies möglich ist, zu beseitigen oder zumindest zu behandeln. Bei einer effektiven Polyneuropathie-Therapie steht vor allem die Ursache im Fokus. Diese Therapieform nennt man auch die ursächliche Therapie. Eine Polyneuropathie geht oft mit bestimmten Ursachen einher, wie beispielsweise bei Alkoholikern der erhöhte Alkoholkonsum die Ursache darstellt. So würde also bei einer alkoholischen Polyneuropathie als erstes der Alkoholentzug auf dem Therapieplan stehen.

Bei einem Diabetiker hingegen muss der Blutzucker neu eingestellt werden, wenn es innerhalb einer laufenden Behandlung zu einer Polyneuropathie kommt.

Doch man kann auch selbst einiges für seinen Körper tun. Beispielsweise helfen eine ausgewogene Ernährung, passende Bewegung oder ein Vitaminpräparat, sofern Vitaminmangelerscheinungen vorliegen. Dies sind nur ein paar Dinge, die Sie für sich selbst tun können. Auch Giftstoffe, die eine Polyneuropathie auslösen können, müssen Sie zwingend vermeiden. Das Gleiche gilt für Medikamente, sofern Sie diese nicht unbedingt benötigen. Wenn Sie selbstverständlich Medikamente benötigen, die eine Polyneuropathie begünstigen können, steht an erster Stelle das Arztgespräch. Keinesfalls sollten Sie eigenständig ohne Rücksprache mit Ihrem behandelnden Arzt einfach Medikamente absetzen, nur weil diese eine Polyneuropathie begünstigen können. Hierbei muss immer abgewogen werden, was wichtiger ist. Geht man mittels der Medikamente das Risiko einer Polyneuropathie ein und rettet sich selbst gegebenenfalls durch die Medikamenteneinnahme das Leben, oder verzichtet man lieber auf die Medikamente, um die Polyneuropathie nicht zu begünstigen. Diese Entscheidung müssen Sie immer mit Ihrem Arzt diskutieren. Von einem eigenmächtigen Absetzen eines jeden Medikaments, das Ihnen verschrieben wurde, ist stets abzuraten. Sie können ruhig ihre Bedenken, Ängste oder Sorgen Ihrem Arzt mitteilen. Dieser ist dafür da, Ihnen Fragen zu beantworten und Ihnen auch ein Stück Ihrer Angst zu nehmen.

Ihr Arzt ist schließlich vom Fach und kann aus medizinischer Sicht beurteilen, welcher Weg der richtige ist. Doch auch, wenn die Ursachentherapie grundsätzlich das bessere Mittel der Wahl ist, kann es vor allem bei fortgeschrittenen Polyneuropathieerkrankungen auch eine symptomatische Therapie geben. Wenn beispielsweise die Nervenzellen so weit geschädigt sind, dass man sie nicht mehr retten kann, bleiben die Symptome dauerhaft. Hier geht es darum, die Symptome so weit es geht zu lindern.

Bei einer symptomatischen Therapie gibt es eine Menge an unterschiedlichen Möglichkeiten:

Der Schmerztherapeut:

Ein Schmerztherapeut kann in schwerwiegenden Fällen zurate gezogen werden. Schmerztherapeuten sind vor allem spezialisiert auf die Therapie von Patienten, die unter chronischen Schmerzen leiden müssen. Auch hier können Sie auf Ihren behandelnden Arzt zählen. Erachtet er in Ihrem Fall eine Schmerztherapie als sinnvoll, kann er Ihnen mit Sicherheit einen Spezialisten in der näheren Umgebung empfehlen.

Einnahme von Schmerzmitteln:

Vor allem unter den brennenden Schmerzen, die eine Polyneuropathieerkrankung mit sich bringt, leiden viele Patienten. Wenn die Ursache nicht bekämpft werden kann, bzw. die Polyneuropathie schon sehr weit fortgeschritten ist, und es sich um irreparable Nervenschäden handelt, kann eine Schmerztherapie die vorhandenen

Schmerzen zumindest lindern. Hierbei schreibt Ihnen Ihr Arzt ein Schmerzmedikament auf. Die Entscheidung sowohl über die Art als auch über die Dosierung des Medikaments wird von Ihrem Arzt getroffen. Bei schwerwiegenden und nicht mehr auszuhaltenden Nervenschmerzen kann der Arzt unter Umständen auch Opioide verschreiben. Das Problem hierbei ist, dass es sich um sehr starke, allerdings auch wirksame Schmerzmittel handelt. Doch auch, wenn Opioide den betroffenen Patienten schnell die Schmerzen nehmen können, gibt es dennoch zwei bedeutende Nachteile an diesen Medikamenten, die eine strenge Abwägung des Arztes, ob ein normales Schmerzmittel reicht oder ob Opioide verschrieben werden müssen, voraussetzt. Das Problem bei diesen starken Schmerzmitteln ist, dass die Dosis immer wieder angepasst und erhöht werden muss, damit der Patient eine dauerhafte Schmerzerleichterung verspüren kann. Außerdem können Opioide abhängig machen. Neben einer professionellen Abwägung, ob Opioide wirklich notwendig sind, ist auch eine Überwachung der Einnahme dieser Medikamente durch Ihren behandelnden Arzt zwingend notwendig.

Krampflösende Medikamente:
Eine weitere Möglichkeit, um dem Patienten eine Schmerzlinderung verschaffen zu können, ist die Gabe von krampflösenden Medikamenten. Diese sorgen dafür, dass unsere Nervenzellen weniger erregt werden als vorher. Dies hat zur Folge, dass die Nervenschmerzen deutlich nachlassen. Bei einer Therapie mit krampflösenden

Mitteln wird von einem „Einschleichen" des Medikamentes gesprochen. Das Einschleichen bedeutet hier, dass mit einer sehr niedrigen Dosis des Medikamentes begonnen wird, die dann langsam gesteigert werden kann. Dieses Einschleichen benutzt man, um möglichen Nebenwirkungen vorzubeugen. Hierbei ist eine regelmäßige Blutuntersuchung zwingend notwendig.

Antidepressiva:

Außerdem ist es innerhalb einer Schmerztherapie auch möglich, einem Patienten Antidepressiva zu verabreichen. Denn auch Antidepressiva können die Weiterleitung von Schmerzsignalen in unser Rückenmark hemmen. Dies wiederum führt zu weniger Schmerzen beim Patienten. Diese Schmerzen können durch die alleinige Einnahme von Antidepressiva zwar nicht komplett verschwinden, die Schmerzen können aber für den jeweiligen Patienten erträglicher werden. Auch bei der Gabe von Antidepressiva wird mit dem gerade beschriebenen Einschleichen begonnen. Auch hierbei wird die Nebenwirkungsrisikorate deutlich gesenkt. Nebenwirkungen von einer Antidepressivagabe sind beispielsweise Herzrhythmusstörungen, Probleme beim Wasserlassen oder auch ein gefährlicher Blutdruckabfall.

Die Reizstromtherapie:

Auch eine Reizstromtherapie ist möglich, um dem betroffenen Patienten zu helfen. Diese Reizstromtherapie wird häufig auch TENS genannt, was die Abkürzung für

Transkutane elektrische Nervenstimulation ist. Bei der Reizstromtherapie wird genau die Stelle ausgesucht, an der der betroffene Patient Schmerzen verspürt. Auf die schmerzhafte Stelle wird dann eine Elektrode gesetzt, die wiederum mit einem kleinen Gerät verbunden ist. Nun ist der Patient in der Lage, mittels eines kleinen Knopfdrucks selbst sanfte elektrische Impulse genau in das schmerzende Areal über die darauf sitzende Elektrode abzugeben. Dies kann die Schmerzen nicht komplett nehmen, aber lindern. Warum dies möglich ist, ist aktuell noch nicht bekannt, hierzu gibt es aktuell aber die unterschiedlichsten Theorien. Einige Experten vermuten, dass durch das Einspeisen kleinerer elektrischer Impulse in die Schmerzgegend Endorphine freigesetzt werden, die als sogenannte schmerzlindernde Botenstoffe bekannt sind. Auch ist die Wirksamkeit der TENS bei einer Polyneuropathie bis dato wissenschaftlich noch nicht erwiesen.

Physikalische Therapieformen:
Zu den physikalischen Therapieformen gehören beispielsweise Krankengymnastik, Elektrobehandlungen, Wechselbäder und warme oder kalte Wickel. Hierbei konzentriert man sich vor allem auf die Durchblutung der geschwächten Muskulatur. Diese geschwächten Muskeln zu stärken und den Patienten zu mehr Mobilität zu verhelfen, sind die Hauptaufgaben einer physikalischen Therapie.

Außerdem gibt es noch eine Reihe an weiteren Therapiemaßnahmen, vor allem, wenn symptomatisch therapiert werden muss:

Magnesium:
Bei Patienten, die aufgrund einer Polyneuropathieerkrankung ständig mit Wadenkrämpfen zu tun haben und deshalb nachts beispielsweise nicht mehr schlafen können, können die Einnahme von Magnesium ausprobieren. Ggf. kann die Einnahme von Magnesium ein Stück weit die Beschwerden lindern.

Orthopädische Hilfsmittel in Anspruch nehmen wenn nötig:
Wenn der Patient aufgrund einer Polyneuropathieerkrankung starke Probleme beim Gehen, Stehen oder Laufen hat, können orthopädische Hilfsmittel sinnvoll sein. Hier kann beispielsweise ein spezieller Schuh angefertigt werden, um dem betroffenem Fuß mehr Stabilität zu verleihen. Auch eine Anfertigung einer individuell speziellen Schiene ist hier möglich.

Abhilfe bei Magen-Darm-Beschwerden:
Sofern der Patient aufgrund seiner Polyneuropathie an Übelkeit, Erbrechen oder einem unerklärlichen Völlegefühl leidet, ist es zwingend notwendig, die lieb gewonnenen Essgewohnheiten umzustellen. Hier sollte vor allem auf große Mahlzeiten verzichtet werden und dafür Speisen in kleineren Portionen über den Tag verteilt gegessen werden.

Sofern das Erbrechen und die Übelkeit sich als unerträglich erweisen, ist es möglich, in einer Apotheke ein rezeptpflichtiges Medikament hiergegen zu erwerben. Dieses müssen Sie sich selbstverständlich, wie jedes andere rezeptpflichtige Medikament auch, erst von Ihrem behandelnden Arzt aufschreiben lassen. Sollte der betroffene Patient beispielsweise an Verstopfungen leiden, kann dieser sich beispielsweise sehr ballaststoffreich ernähren, besonders viel stilles Wasser trinken und sich vor allen Dingen regelmäßig bewegen, wohingegen bei dauerhaft anhaltenden und akuten Durchfallbeschwerden lieber direkt ein Arzt aufgesucht werden sollte, damit dieser Ihnen direkt ein wirksames Medikament verschreiben kann.

Kreislaufprobleme minimieren:
Auch Kreislaufprobleme können ein echtes Problem für Patienten darstellen. Dies ist häufig bei den sogenannten autonomen Störungen besonders nach dem Liegen oder Sitzen der Fall. Hierbei wird den Patienten durch den plötzlich abfallenden Blutdruck sehr schwindelig. Sogar Ohnmachtsanfälle können hieraus die Folge sein. Um dies präventiv zu verhindern, sollte der Patient sich stets vor Augen halten, nur langsam aufzustehen. Auch sogenannte Stützstrümpfe können helfen, dass das Blut nicht so schnell beim Aufstehen in die Beine sackt, was ebenfalls Kreislaufprobleme verhindern kann.

Auch ein stetiges und regelmäßiges Muskeltraining ist bei einer Polyneuropathie grundsätzlich sinnvoll.

Blasenschwäche:

Wenn ein Patient aufgrund einer Polyneuropathie an einer Blasenschwäche leidet, sollten die Betroffenen immer regelmäßig die Toilette aufsuchen. Selbst wenn kein Harndrang besteht, ist es wichtig, beispielsweise alle 3 Stunden die Toilette aufzusuchen. So kann der Patient nämlich dafür sorgen, dass nicht zu viel Restharn in der Blase übrig bleibt und sich dort dementsprechend auch nicht sammeln kann. Je mehr Restharn nämlich in unserer Blase übrig bleibt, desto eher sind wir gefährdet, eine Blaseninfektion zu bekommen.

Impotenz:

Eine Impotenz kann sowohl durch Medikamente wie beispielsweise Antidepressiva entstehen, aber auch durch die Polyneuropathie selbst. Sofern der Patient aufgrund seiner Polyneuropathie Antidepressiva verschrieben bekommen und dadurch eine Impotenz erlitten hat, sollte der betroffene Patient dringend seinen behandelnden Arzt aufsuchen. Hierbei kann besprochen werden, ob es vielleicht sinnvoller ist, die Medikamente abzusetzen oder ob es anderweitige medikamentöse Therapiemöglichkeiten gibt. Außerdem hat der Arzt auch noch die Möglichkeit, ein Potenzmittel aufzuschreiben.

Infektion:

Gerade Polyneuropathie, die infektiös bedingt ist, beispielsweise durch bakterielle Infektionen, kann mit Antibiotika behandelt werden.

Vitaminmangel:
Handelt es sich um eine Polyneuropathie aufgrund eines Vitaminmangels, können entweder Vitaminpräparate eingenommen werden, Medikamente verschrieben werden, oder was in den meisten Fällen deutlich besser und sinnvoller wäre die Ernährung angepasst werden.

Krebs:
Wenn es sich um eine Polyneuropathie handelt, die durch eine Krebserkrankung ausgelöst wird, kann der Tumor, der auf den Nerv drückt und somit für die Polyneuropathie zuständig ist, operativ entfernt werden.

Schilddrüsenunterfunktion:
Bei der Schilddrüsenunterfunktion, aufgrund derer eine Polyneuropathie entstanden ist, können Schilddrüsenhormone in Tablettenform eingesetzt werden.

Autoimmunerkrankung:
Bei einer Polyneuropathie, die ein Patient aufgrund einer Autoimmunerkrankung davongetragen hat, findet vor allem der Plasmaaustausch statt. Hierbei werden dem Blut beispielsweise Giftstoffe entzogen und Antikörper, die nicht ins Blut gehören, werden entfernt. Außerdem be-

kommt der Patient eine intravenöse Immunglobulingabe. Bei einer intravenösen Immunglobulingabe handelt es sich um eine Lösung, die aus vielen einzelnen Antikörpern steht. Außerdem bekommt der Patient Immunsuppressiva verabreicht, die dafür da sind, das Immunsystem zu unterdrücken. Dies ist notwendig, damit das eigene Immunsystem nicht weiter gegen den Körper arbeitet.

Toxische Polyneuropathie:
Liegt eine toxische Polyneuropathie vor, gilt es als aller erstes, sich dem Gift nicht mehr weiter auszusetzen. Dies bedeutet beispielsweise, wenn Sie sich arbeitstechnisch immer in einem Raum aufhalten müssen, in dem giftige Gase austreten, die Ihre Polyneuropathie haben entstehen lassen, gilt es dort nicht mehr zu arbeiten. Sie müssen den Körper fern von diesen Giftstoffen halten. Häufig lassen sich dann toxische Wirkungen noch mit Gegenmitteln bekämpfen. Hierfür ist es besonders wichtig, dass Sie Ihrem Arzt so genau wie irgendwie möglich mitteilen, um welche Gifte oder Stoffe es sich gehandelt hat.

Außer die Ursachen zu bekämpfen und zu versuchen, den Schmerz zu beseitigen, muss der Patient auch an der Muskelschwäche arbeiten. Durch die angesprochene Physiotherapie kann die Muskelsteife verringert werden. Häufig kann man feststellen, dass die Schmerzen einer Polyneuropathie sich nicht oder nur unzureichend durch Schmerzmittel in den Griff bekommen lassen.

Beschwerden, die lediglich gelegentlich auftauchen, können häufig mit einer Gabe von ASS behandelt werden. Auch hier ist eine Rücksprache mit Ihrem behandelnden Arzt zwingend notwendig. Eine weitere Möglichkeit, die Schmerzen einer Polyneuropathie zu behandeln, kann die Gabe von Thioctsäure sein. Hierbei geht es nicht nur um die Schmerzlinderung, sondern auch um das fehlende Wahrnehmungsvermögen. Dieses kann nämlich durch Thioctsäure verbessert werden. Hierzu muss jedoch erwähnt werden, dass diese Leistungen nicht von der Krankenkasse übernommen werden und es sich aktuell noch um eine sehr unsichere Behandlungsmethode handelt.

Schwächegefühle:
Es gibt viele Patienten, die unter teilweise starken Schwächegefühlen leiden.

Bei allgemeiner körperlicher Schwäche kann der betroffene Patient mit einem erhöht liegenden Oberkörper nachts schlafen. So können auch allgemeine Schwindelgefühle morgens vermieden werden.

Auch eine kombinierte Physio- und Ergotherapie kann durch Bewegung und Motorik bei Beeinträchtigungen durch eine Polyneuropathie zum Erfolg führen.

Nun haben Sie bereits eine Reihe von Therapiemöglichkeiten kennengelernt. Wie bereits mehrfach erwähnt steht die Behandlung der Ursache im absoluten Vordergrund, doch manchmal ist dies allein nicht ausreichend, um eine Therapie durchführen zu können. Hier ist es sinnvoll, die

Ursachentherapie und die Schmerztherapie miteinander zu kombinieren. Abschließend lässt sich also sagen, dass die Therapien genauso unterschiedlich sind wie die Symptome und die Ursachen. Ziel einer jeden Behandlung ist es, dass die Schmerzwahrnehmung wieder verbessert wird, Schmerzen an sich gelindert werden und der Patient, solange es irgendwie geht, mobil bleibt.

Körperliche Auswirkungen

Es gibt viele Symptome und körperliche Auswirkungen, die bereits in diesem Buch genannt wurden. Zur besseren Übersicht aller Symptome werden hier nachfolgend noch einmal gezielt die körperlichen Auswirkungen, die eine Polyneuropathie mit sich bringen kann, aufgezeigt. Bei einer Polyneuropathie können grundsätzlich alle Nerven, die außerhalb des Schädels in die Wirbelkanäle gehen, betroffen sein. Dadurch, dass diese für alle Bewegungsabläufe unserer Muskulatur zuständig sind, kann es eine Unmenge an körperlichen Einschränkungen diesbezüglich geben.

Zu den körperlichen Auswirkungen zählen beispielsweise: Kribbeln in den Beinen, Kribbeln in den Armen, Kribbeln in den Füßen, Kribbeln in den Händen, Taubheitsgefühle sowohl in den Händen als auch in den Füßen wie auch in den Armen oder in den Beinen, allgemeine Magen- und Darmbeschwerden, Einschränkungen beim Gehen, Einschränkungen beim Laufen, Einschränkungen beim Stehen, Schwindelgefühle vor allem nach dem Aufstehen morgens, Kreislaufprobleme im Allgemeinen, brennende oder stechende Schmerzen in den betroffenen Arealen, Berührungsschmerzen (selbst die Bettdecke nachts kann bei einer Berührung bereits Schmerzen verursachen), Empfindlichkeitsstörungen, manche Dinge sind deutlich schmerzhafter, andere Empfindungen werden wenig oder teilweise gar nicht mehr wahrgenommen, Deutungsprobleme, denn häufig sind betroffene Personen nicht in der Lage, genauestens zu definieren oder gar es zu benennen, welche Problematik wann wo auftaucht; Lähmungserscheinungen gehören zu den stärkeren körperlichen Auswirkungen, die häufig erst im „Endstadium" auftauchen; Impotenz des Mannes, das Wasserlassen kann zu einem großen Problem werden, Herzrhythmusstörungen können auftreten, Missempfindungen können in vielen Arealen stattfinden, außerdem können auch Völlegefühl sowie Erbrechen mit einhergehender Übelkeit häufiger vorkommen; Schlafstörungen bezüglich der Schmerzen und Missempfindungen sind auch relativ häufig, Schluckstörungen, auch ein Muskelabbau bis hin zum Muskelschwund ist möglich, Sensibilitätsstörungen, Muskelerschlaffung, auch Parese genannt, kleine Verletzungen können außerdem auftreten, die häufig bei einer Polyneuropathie unentdeckt bleiben können, das sogenannte Burning Feed Syndrom kann auftauchen, Durchfall, Verstopfungen, Kraftverlust, Muskelkrämpfe, eine verminderte Schmerzwahrnehmung, eine gestörte Temperaturempfindung, Koordinationsprobleme, Verformungen wie zum Beispiel ein Krallenzeh, und auch Restless Legs können auftauchen. Alles in allem ist ein Patient mit einer Polyneuropathie körperlich sehr starken Einschränkungen ausgesetzt, die das Leben der betroffenen ohne ganzheitliche körperliche Therapie sehr negativ beeinflussen können. In ihrer Heftigkeit und Häufigkeit sind diese je nach Polyneuropathie völlig unterschiedlich.

Doch auch ein und derselben Polyneuropathieerkrankung können unterschiedliche Patienten an völlig unterschiedlichen Symptomen leiden. Dies liegt meistens daran, dass es davon abhängig ist, welcher Nerv betroffen ist, wie viele Nerven betroffen sind und in welchem Stadium sich die Erkrankung bereits befindet. Je weiter fortgeschritten eine Polyneuropathie ist, desto heftiger werden auch die Symptome und körperlichen Auswirkungen. Eine Polyneuropathie kann im schlimmsten Fall zum Absterben einzelner Gliedmaßen wie beispielsweise eines Zehs führen. Außerdem können die Muskeln vollkommen erschlaffen und es kann zu einer Lähmung kommen. Auch die Augen können gelähmt werden. Eine Polyneuropathie kann im allerschlimmsten Fall auch lebensbedrohliche körperliche Auswirkungen auf den betroffenen Patienten haben.

Ein Polyneuropathie-Patient erleidet mit der Zeit immer stärker werdende körperliche Einschränkungen, wenn eine Polyneuropathie nicht als solche erkannt wird und dementsprechend auch keine Behandlung stattfindet. Hier ist eine ganzheitliche Behandlung sowohl von Körper als auch Geist notwendig, um mit einer Polyneuropathie gut leben zu können.

Psychische Auswirkungen

Die psychischen Auswirkungen einer Polyneuropathie können ebenfalls von Patient zu Patient sehr unterschiedlich ausfallen. Hierbei spielt es vor allem eine große Rolle, inwieweit die Schmerzen wahrgenommen werden und diese den Alltag negativ beeinflussen. Unter psychischen Auswirkungen einer Polyneuropathie leiden sowohl Patienten, die an einer chronischen Polyneuropathie erkrankt sind, als auch Patienten, die an einer akuten Polyneuropathie leiden.

Vor allem die Schmerzstärke und die Schmerzdauer entscheiden, inwieweit eine Polyneuropathieerkrankung psychische Auswirkungen zur Folge hat. Eine besondere Rolle hierbei spielt auch die eigene Schmerzerfahrung. Wenn der Patient beispielsweise weiß, dass die Schmerzen dauerhaft anhalten werden, da es zu irreparablen Nervenschädigungen gekommen ist, und dieser Patient genau weiß, dass er sehr schmerzempfindlich ist, kann dies den Leidensdruck noch einmal enorm erhöhen.

Getrennte oder auch entzündete Nerven senden stetig Schmerzimpulse aus. Das Problem hierbei ist, dass auch die benachbarten Nerven und Fasern im Rückenmark in eine Art Alarmzustand gebracht werden. Hierdurch werden diese sensibilisiert und vor allem noch empfindlicher für ankommende Reizwahrnehmungen. Ein weiteres Problem ist, dass das Gehirn ständig registriert, dass es dauerhafte Schmerzsignale empfängt. Hierdurch konzentriert sich das Gehirn ständig auf die Symptomatik, wie beispielsweise ein Stechen im Bein oder ein Pochen im Fuß. Dies belastet den betroffenen Patienten meist sehr.

Ein besonders großes Problem ist es, wenn der Körper zu einem Ventil der eigenen Psyche wird. Hierunter versteht man, dass aufgrund der großen Speicherfähigkeit unseres Gehirns Schmerzen besonders gut und lange gespeichert werden können und dies vor allem im Zusammenhang mit besonders negativen Gefühlen wie beispielsweise großer Angst, dauerhaftem Stress oder auch starkem Ärger. Wenn eine Schmerzverknüpfung mit einer Gefühlsverknüpfung, die negativ verläuft, einhergeht, speichert das Gehirn dieses in dieser Kombination auch ab.

Dies kann dazu führen, dass es Patienten gibt, die zwar keinerlei körperliche Beschwerden haben, diese aber dennoch verspüren können. Hier kann es aufgrund der

Psyche zu Symptomen kommen, die keine körperlichen Ursachen als Ausgangspunkt haben. Deshalb wird dieser Vorgang auchso umschrieben, dass der Körper zum Ventil der Psyche wird. Dieses Ventil nutzt der Körper, um auf sein psychisches Leiden aufmerksam zu machen.

Unsere Psyche ist anders nicht in der Lage, Missstände nach außen hin zu verkünden. Die Schmerzen, die der Patient dann verspürt, treten durch eine Störung unseres vegetativen Nervensystemsauf. Auslöser hierfür können beispielsweise Versagensängste, Leistungsdruck oder auch private Probleme sein. Ein sehr großes Problem besteht auch immer dann, wenn es sich um chronische Schmerzen handelt. Hält der Schmerz beispielsweise länger als sechs Monate an, geraten Polyneuropathie-Patienten häufig in einen Teufelskreis. Die chronischen Schmerzen zehren sehr an der Psyche des Betroffenen und führen weiterhin zu noch mehr Stress. Beispielsweise kann auch eine Schonhaltung, eine Fehlhaltung oder auch eine vermehrte Passivität des Patienten aus schmerzbedingten Angstgründen dazu beitragen, dass der Patient weiterhin noch mehr Schmerzen erleidet und zusätzlich auch noch unbeweglicher wird.

Alles in Allem lässt sich sagen, dass starke Schmerzen, vor allem wenn diese chronisch sind, die Lebensqualität enorm einschränken. Vor allem die Schlaflosigkeit tritt in diesem Stadium häufig auf. Auch gesunde Menschen, die nicht an einer Polyneuropathie erkrankt sind, würden an Lebensqualität einbüßen, wenn sie nachts nicht mehr ausreichend schlafen könnten. Auch das Wissen, gegebenenfalls den Arbeitsplatz wechseln zu müssen, kann bei den betroffenen Patienten zu starken psychischen Problemen führen. Bei einigen Patienten steht dann sogar eine Umschulung an, die häufig mit Existenzängsten und der Ungewissheit, wie es weiter gehen soll, einhergeht.

Ebenso kann es vorkommen, dass durch die körperliche wie auch psychische Einschränkung der Patient sich als nutzlos empfindet. Hier sind oft Verzweiflung, Wut, und häufig auch Einsamkeit die Folge. Das Problem der wegfallenden körperlichen Belastbarkeit kann nicht nur existenzielle, sondern auch familiäre Konsequenzen haben. Nicht selten kommt es vor, dass sich Familien voneinander entfremden oder der Arbeitgeber sich vom Arbeitnehmer trennen möchte. Eine der wichtigsten Übungen ist es, die Einstellung zum Schmerz selbst zu erkennen und gegebenenfalls positiv zu verändern.

Mittlerweile arbeiten viele Schmerztherapeuten mit Fachärzten zusammen, bei denen die Patienten innerhalb eines Schmerzprogramms gut aufgehoben sind. Hierbei werden den Patienten nicht einfach irgendwelche Medikamente verabreicht, sondern sie lernen vor allem aus Gesprächen, wie sie mit dem Schmerz besser umgehen können.

Definition „Restless Legs“

Das Restless Legs-Syndrom wird häufig auch nur mit RLS abgekürzt und bedeutet so viel wie „unruhige Beine“. Die betroffenen Patienten verspüren einen enormen Bewegungsdrang in ihren Beinen, der oft mit einem schmerzhaften Ziehen oder auch einem sehr nervigen Kribbeln in den Beinen einhergeht.

Zu diesen Symptomen kommt es nur in Ruhephasen, denn sobald der Patient sich in Bewegung setzt, verbessert sich die Symptomatik. In den meisten Fällen sind beim Restless Legs-Syndrom, wie es der Name bereits vermuten lässt, die Beine betroffen. Dies schließt jedoch nicht aus, dass dieselben Symptome auch in seltenen Fällen mal in den Armen vorkommen können.

In Deutschland zählt das Restless Legs-Syndrom zu den häufigsten Nervenerkrankungen. Hierbei sind Frauen häufiger von einem Restless Legs-Syndrom betroffen als Männer. Über die genaue Ursache herrscht noch Ungewissheit, aber Experten gehen davon aus, dass die Krankheit gegebenenfalls vererbt werden könnte. In diesen Fällen tritt eine solche Erkrankung meist schon vor dem 30. Lebensjahr auf.

Besonders bei Jugendlichen und insbesondere bei Kindern kann ein Restless Legs-Syndrom häufig fehlinterpretiert werden. Gerade bei Kindern werden hinter den Symptomen häufig Wachstumsschmerzen vermutet. Bei Jugendlichen mit einem besonderen Bewegungsdrang in den Beinen wird häufig fälschlicherweise ein Hyperaktivitätssyndrom diagnostiziert.

Symptome bei einer Restless Legs-Syndrom-Erkrankung:
Das Hauptsymptom, unter dem die meisten Patienten leiden, ist der eben angesprochene dauerhafte Bewegungsdrang, der in den Beinen zu spüren ist. Zusätzlich bekommen diese Patienten häufig auch noch Missempfindungen in den Beinen, in selteneren Fällen aber auch in den Armen. Wie diese Missempfindungen aussehen, ist von Patient zu Patient völlig unterschiedlich. Die einen Patienten klagen eher über ein Kribbeln oder Druckschmerzgefühl, wohingegen andere Patienten von einem Ziehen oder Reißen berichten. Eine schwerwiegende Folge eines Restless Legs-Syndroms können sowohl Angstzustände als auch Depressionen sein. Diese Beschwerden

werden häufig in Bewegung und bei Aktivität gelindert. Soweit sich der Patient dann aber wieder in einer Ruhephase befindet, verschlimmern sich die Symptome schnell. Dadurch ist Schlafen für einen Restless Legs-Syndrom-Patienten sehr unangenehm. Viele Patienten schlafen unruhig oder wachen häufig auf und können dann nur schlecht wieder einschlafen. Dies hat zur Folge, dass die meisten Betroffenen unter einer enormen Zunahme des Müdigkeitsgefühls, Leistungsschwäche und Konzentrationsschwäche leiden.

Häufig sind dies genau die Ursachen, die einen Patienten dazu verleiten, endlich zum Arzt zu gehen. Gerade in der Freizeit kann es zu starken Einschränkungen kommen, beispielsweise bei einem Kinobesuch oder auch einer längeren Autofahrt können die betroffenen Patienten enorme Missempfindungen verspüren, die sich, je länger die Ruheperiode anhält, noch verschlimmern können und mit der Zeit immer unangenehmer werden.

Dies führt dazu, dass die betroffenen Patienten an Aktivität nur noch wenig Freude empfinden. Auch hier ist es wieder so, dass die Stärke der Missempfindungen von Patient zu Patient völlig unterschiedlich ist.

Es gibt beispielsweise Patienten, die zwar an einem enormen Bewegungsdrang leiden, jedoch keine Missempfindungen in den Beinen verspüren. Bei der Hälfte aller Restless Legs-Syndrom-Patienten hat mindestens eine Person innerhalb der eigenen Familie bereits schon mal an einem Restless Legs-Syndrom gelitten, sodass eine Vererbung wahrscheinlich ist. Bei einem Restless Legs-Syndrom wird außerdem zwischen dem primären und sekundären Restless Legs-Syndrom unterschieden. Beim primären Restless Legs-Syndrom liegt häufig keine bekannte Ursache vor, wohingegen bei dem sekundären Restless Legs-Syndrom meist Grunderkrankungen die Ursache sind.

Zu einem sekundären Restless Legs-Syndrom gehören beispielsweise folgende Faktoren, die eine solche Erkrankung begünstigen können:
Eisenmangel, Nierenerkrankungen die zu Blut im Urin führen, Schilddrüsenerkrankungen, wobei es hier unerheblich ist, ob es sich um eine Schilddrüsenüberfunktion oder um eine Schilddrüsenunterfunktion handelt, rheumatische Erkrankungen, bereits vorhandene Nervenleiden wie beispielsweise durch eine Polyneuropathie verursacht und auch Medikamente wie beispielsweise Antidepressiva können zu einem Restless Legs-Syndrom führen. Auch Schwangere sind besonders häufig vom Restless Leg-

sSyndrom betroffen, da es jede 3. bis 4. schwangere Frau trifft. Hierzu lässt sich jedoch ergänzen, dass das Restless Legs Syndrom in einer Schwangerschaft zwar häufiger auftritt, dafür aber auch meist schwächer ausgeprägt ist. Selbstverständlich gibt es hier auch Patienten, bei denen trotz der Schwangerschaft das Restless Legs-Syndrom starke Beschwerden hervorruft, diese gehören aber eher zur Seltenheit. Ein Risikofaktor, um an einem Restless Legs Syndrom zu erkranken, ist außerdem auch Eisenmangel. Da Schwangere häufig unter Eisenmangel leiden, ist es nicht verwunderlich, dass so viele Schwangere betroffen sind.

Doch wie wird ein Restless Legs-Syndrom diagnostiziert? Auch hierfür ist zwingend eine Anamnese bei einem Arzt notwendig. Unter dem Wort Anamnese versteht man, die Vorgeschichte eines Patienten bei einem Arzt-Patienten-Gespräch zu erfassen. Bei diesem Arztgespräch stellt der Arzt vermehrt Fragen zu der Beschwerdesymptomatik, wann diese auftritt und vor allem auch, wie lange sie bereits besteht.

Auch der familiäre Background wird abgefragt, da wie bereits oben beschrieben bei 50 % aller Restless Legs-Syndrom-Patienten bereits innerhalb der Familie eine solche Erkrankung aufgetreten ist. Häufig haben bei diesem Arztgespräch Patienten Probleme, ihre genauen Symptome und Beschwerden zu beschreiben, da meist andere Faktoren für den Patienten im Fokus stehen.

Beispielsweise können Schlafstörungen oder eine starke Konzentrationsschwäche auf einmal auftreten. Der Bewegungsdrang in den Beinen wird häufig als nicht besonders störend wahrgenommen, sodass diese nur am Rande oder teilweise auch gar nicht bei einem Arztgespräch erwähnt werden. Bei einem Anamnesegespräch ist es grundsätzlich wichtig, immer alles an Beschwerden und Symptomen aufzuzählen, selbst wenn man diese als nicht so wichtig erachtet.

Bei einem Restless Legs-Syndrom findet nach dem Arztgespräch die körperliche wie auch neurologische Untersuchung statt. Sofern beide Untersuchungsarten ohne Befund ablaufen, liegen höchstwahrscheinlich andere Ursachen für die Symptome zugrunde. Wenn jedoch folgende Punkte erfüllt sind, wird das Restless Legs-Syndrom diagnostiziert:

-> Vor allem in Ruhe beginnen die Symptome, oder verschlechtern sich im Ruhezustand weiter
-> Eine Verbesserung findet lediglich durch Bewegung statt
-> Die Beine haben einen erhöhten Bewegungsdrang, die teilweise mit Missempfindung einhergehen können
-> Tagsüber werden Beschwerden kaum oder teilweise gar nicht wahrgenommen und treten vermehrt oder ausschließlich nachts auf

Bis heute ist nicht geklärt, was der Hauptgrund für ein Restless Legs-Syndrom ist. Jedoch rückt hier der Nervenbotenstoff Dopamin in den Vordergrund. Weil innerhalb einer Restless Legs-Syndrom-Therapie Dopamin als Wirkstoff verabreicht wird und dieser anschlägt, wird davon ausgegangen, dass Dopamin auch bei der Entstehung des Restless Legs-Syndroms eine große Rolle spielen kann. Eine sehr sichere Methode, um zu bestätigen, ob ein Restless Legs-Syndrom vorliegt, ist der sogenannte L-Dopa-Test.

Hierbei wird dem Betroffenen eine bestimmte L-Dopa-Dosis verabreicht. Sofern sich die Beschwerden des Patienten verbessern, gilt ein Restless Legs-Syndrom als sehr wahrscheinlich. Findet jedoch keine Verbesserung statt, ist das Restless Legs-Syndrom trotzdem nicht ganz auszuschließen, jedoch wenig wahrscheinlich.

Symptome wie beispielsweise enormer Bewegungsdrang oder auch Missempfindungen in den Beinen können nicht nur von einem Restless Legs-Syndrom ausgehen, vielmehr können auch ganz andere Erkrankungen dahinterstecken. Daher ist es sinnvoll, die Schilddrüsenwerte, die Vitamin B 12-Werte, die Eisenwerte, die Nierenwerte und auch die Folsäurewerte per Blutabnahme zu untersuchen.

Auch eine elektrische Untersuchung sowohl der Muskeln als auch der Nerven kann hier wichtige Erkenntnisse liefern.

Auch eine Untersuchung des Schlafes inklusive der Schlafstörungen kann ebenfalls bei der Diagnostik weiterhelfen.

Aber wie wird ein Restless Legs-Syndrom behandelt?

Dadurch, dass Bewegung die Symptomatik verbessern kann, ist an ausreichend Bewegung im Alltag stets zu denken.

Grundsätzlich lässt sich sagen, dass wenn ein Restless Legs-Syndrom auftritt ohne dass eine Grunderkrankung vorliegt, kann es natürlich auch nicht ursächlich behandelt werden. Wo keine Ursache ist, kann gegen diese nichts unternommen werden. Hier wird versucht, symptomatisch die Beschwerden etwas zu lindern und somit die Lebensqualität, die für jeden Menschen wichtig ist, zu verbessern.

Handelt es sich jedoch um eine Restless Legs-Syndrom-Erkrankung, der eine Ursache zugrunde liegt, wird primär erst mal der Auslöser, wie beispielsweise eine vorangegangene Grunderkrankung, versucht zu behandeln, um im Umkehrschluss auch das Restless Legs-Syndrom mit behandeln zu können. Die grundsätzliche Restless Legs-Therapie findet mittels einer Medikamentengabe statt.

Hierbei wird dem Patienten wie beim Test das Präparat L-Dopa verabreicht. Dadurch, dass der betroffene Patient vor allem nachts Schwierigkeiten mit seinen Symptomen hat, wird dieses Präparat ca. 1 Stunde vor dem Zubettgehen eingenommen, um dann bestmöglich seine Wirkung entfalten zu können. Insofern das L-Dopa nicht mehr ausreicht, um die Beschwerden zu lindern, kann dann Dopamin verabreicht werden.

Bei einer Dopamingabe kann es jedoch häufig zu Nebenwirkungen kommen; beispielsweise Übelkeit, Kreislaufprobleme oder auch Benommenheit stellen hier keine Seltenheit dar. Daher wird in den meisten Fällen mit dem Präparat L-Dopa begonnen, weil bei einigen Patienten dieses ausreichend ist. Wenn Ihr Arzt dann entscheidet, dass für Sie eine Dopamin-ähnliche Substanz zur Behandlung Ihres Restless Legs Syndroms notwendig wird, ist die richtige Dosis entscheidend, um die Nebenwirkungen so gering wie möglich zu halten.

Wenn die Dopamin-Therapie nicht anschlägt, kann auch auf Opiate umgestellt werden. Viele Patienten, die an einem Restless Legs Syndrom leiden, lassen sich zusätzlich homöopathisch behandeln oder nutzen andere Naturheilverfahren zur Verbesserung ihrer Symptome.

Spannend ist, die Polyneuropathie und das Restless Legs-Syndrom gegenüberzustellen. Im Fachgebiet der Neurologie sind beide Krankheiten zu Hause und sie weisen auch eine ähnliche Häufigkeit auf. Zwischen 5% und 8% der deutschen Bevölkerung haben eine dieser Erkrankungen. In der Symptomatik der beiden Erkrankungen gibt es in etwa bei 20% aller Symptome Übereinstimmungen. Das Restless Legs-Syndrom ist eine Art der Bewegungsstörung, die vor allem Schlafstörungen zur Folge hat. Je älter der betroffene Patient wird, desto eher läuft er Gefahr, an einem Restless Legs-Syndrom zu erkranken. Bei der Polyneuropathie hingegen handelt es sich um einen Überbegriff für viele verschiedene Ursachen und Symptome, die durch eine Erkrankung des peripheren Nervensystems entstehen.

Welche Rolle spielt Bewegung?

Das Thema Sport und Bewegung spielt bei einer Polyneuropathie eine große Rolle. Besonders für Diabetiker sind Ausdauersportarten sehr wichtig. Für Diabetiker ist am besten die Sportart Schwimmen geeignet, da hierbei die Füße, die unter einer diabetischen Polyneuropathie leiden, am wenigsten belastet werden. Viele der Patienten haben Angst vor einem sogenannten Ulkus. Bei einem Ulkus handelt es sich um einen Defekt der Haut.

Es hält sich hartnäckig das Gerücht, dass ein Ulkus durch Sport verschlechtert werden kann. Da bei einer Polyneuropathie fast 25% aller Diabetiker an einem Ulkus leiden, ist hier die Angst vor Sport oder Bewegung ziemlich groß. Jedoch hat eine Studie ergeben, dass bei den aktiven Patienten mit einer diabetischen Polyneuropathie genauso viele an Ulzera litten, wie die inaktiven Patienten, die sich weniger bewegten. Tatsächlich ist nicht jeder Ausdauersport für einen Patienten mit einer Polyneuropathie geeignet. Beispielsweise kann das Joggen nicht grundsätzlich empfohlen werden, da diese Sportart unsere Füße am aller meisten belastet.

Hierbei ist eher zu Sportarten wie Fahrradfahren oder auch Schwimmen zu raten. Grundsätzlich steigern Sport und Bewegung im Allgemeinen unsere Lebensqualität. Jeder, der am Tag Sport getrieben hat oder viel in Bewegung war, kann sich abends mit dem guten Gefühl, etwas für sich selbst und seinen Körper getan zu haben, ins Bett fallen lassen. Dies hat auch für die Psyche viele Vorteile. Beispielsweise fühlen wir uns besser und können stolz auf uns sein.

Besonders häufig stellen sich Diabetiker mit einer diabetischen Polyneuropathie die Frage, ob sie tatsächlich Sport treiben sollten. Diese Antwort ist ganz einfach zu beantworten, denn besonders für Diabetiker sind ganz normale Bewegungen tagsüber, aber auch Sport überhaupt, sehr empfehlenswert, da durch Bewegung der Zuckerstoffwechsel des Betroffenen verbessert werden kann.

Außerdem ist nicht außer Acht zu lassen, dass der betroffene Patient durch sportliche Einheiten sicherer auf seinen eigenen Beinen stehen kann. Hierbei geht es nicht darum, Wettkämpfe zu veranstalten oder Marathons zu laufen, sondern vielmehr darum, dass jedem betroffenen Patienten bewusst werden muss, dass auch schon durch etwas mehr Bewegung im alltäglichen Leben große Fortschritte erreicht werden können.

Doch auch zusätzlich zu den alltäglichen Bewegungen kann Sport durchaus sinnvoll sein und dies nicht nur für dialektische Polyneuropathie-Patienten, sondern für alle Polyneuropathie-Patienten. Hierbei sollte der betroffene Patient natürlich nicht Sportarten wie Gewichtheben ausüben, sondern eher leichtere und schonende Sportarten, wie bereits oben beschrieben Radfahren, Schwimmen oder auch Walken.

Vor allem Sportarten innerhalb einer Gruppe durchzuführen, kann für die betroffenen Patienten ein großer Anreiz sein, öfter und vor allem regelmäßiger zum Sport zu gehen. Auch der direkte Austausch mit ebenfalls betroffenen Polyneuropathie-Patienten kann die Lebensqualität deutlich erhöhen. Vor allem bei einer Polyneuropathieerkrankung fällt auf, dass die betroffenen Patienten sich meist viel zu wenig bewegen. Durch die Polyneuropathieerkrankung haben die Patienten häufig Kribbeln in den Füßen, taube Gliedmaßen oder das Gefühl, als würden ständig Ameisen vom Fuß über das Bein laufen.

Dies hat zur Folge, dass sich im Nachhinein noch weniger Polyneuropathie-Patienten bewegen als dies direkt und unmittelbar nach der Diagnose, also im Anfangszustand, der Fall war. Hiermit begeben die betroffenen Patienten sich jedoch in eine Art Teufelskreis, denn je weniger Bewegung stattfindet, desto unbeweglicher werden die Patienten. Und je mehr ein Patient an Mobilität einbüßt, desto geringer fällt die Bewegung aus. Dies ist eine schwer zu durchbrechende Abwärtsspirale.

Gerade auch ältere Patienten sind hiervon sehr oft betroffen, da sie sich durch die Polyneuropathie und die damit einhergehenden körperlichen Wahrnehmungsstörungen, wie beispielsweise das Taubheitsgefühl in den Füßen, einfach nicht mehr zutrauen, allein spazieren zu gehen, sich alleine überhaupt zu bewegen, weite Strecken zu laufen, Treppen zu steigen oder auch einfach mal eine längere Zeit alleine zu stehen.

Hier ist meist das Verletzungsrisiko in den Köpfen der Patienten verankert. Außerdem kommt noch eine Unsicherheit dazu, wie der betroffene Patient beispielsweise im Fall eines Sturzes wieder nach Hause kommen kann. Dies hat zur Folge, dass diese Patienten aus Angst zu Hause bleiben und somit unwissentlich ihre Situation nur noch verschlimmern.

Diese Angst ist leider nicht ganz unberechtigt, denn je weiter fortgeschritten eine Polyneuropathie ist, desto häufiger kommen auch schwere Stürze im Alltag vor. Vor allem im Anfangsstadium haben viele Patienten eine große Angst, ihre Mobilität zu verlieren. Doch gerade im Anfangsstadium können die betroffenen Patienten noch aktiv gegensteuern, um ihre Lage zu verbessern. Durch regelmäßige Bewegungs- oder Sportübungen hilft der betroffene Patient seinen Muskeln, so lange wie möglich erhalten zu bleiben. Auch das Risiko, draußen zu stürzen, reduziert sich durch regelmäßiges Training deutlich. Dadurch, dass Polyneuropathie-Symptome grundsätzlich nachts und in Ruhe auftreten und sich bei Bewegung typischerweise verbessern, empfinden die Patienten bei den Sporteinheiten eine Verbesserung ihrer Symptomatik. Außerdem ist vor allem Sport an der frischen Luft sehr gesund für jeden Menschen.

Bewegung im Allgemeinen stärkt auf jeden Fall auch zusätzlich den Kreislauf und fördert die Durchblutung im gesamten Körper. Dies hat zur Folge, dass der Blutzucker und der Stoffwechsel positiv davon beeinflusst werden können. Wichtig ist hierbei, dass Sie Rücksprache mit Ihrem behandelnden Arzt halten. Mit mehr Bewegung im Alltag können Sie ruhig auch ohne ärztliche Absprache beginnen. Bei den Sportarten ist allerdings darauf zu achten, dass Sie diese im Vorfeld mit Ihrem behandelnden Arzt absprechen. Im Allgemeinen lässt sich sagen, dass alle Sportarten, die unsere Ausdauer und auch unsere Kraft trainieren und dabei schonend sind, für Polyneuropathie-Patienten geeignet sind. Kürzere kleinere Einheiten über die Woche verteilt sind außerdem für Polyneuropathie-Patienten viel förderlicher als beispielsweise eine lange und kräftezehrende Einheit pro Woche.

Durch das regelmäßige Training beispielsweise in einer Gruppe werden diese Patienten außerdem auch trittsicherer. Außerdem gibt es auch die Möglichkeit, an einer Reha-Sportgruppe teilzunehmen. Hierfür gibt es unterschiedliche Gruppen in unterschiedlichen Städten. Auch eine regelmäßige Fußgymnastik ist für Polyneuropathie-Patienten sehr empfehlenswert. Hierbei findet zwar keine ganzheitliche Bewegung oder kein ganzkörperliches Sportprogramm statt, jedoch ist sie für die Fußgymnastik sehr wichtig, um die Mobilität eines Patienten aufrecht zu erhalten.

Ein Beispiel für eine Fußgymnastikübung:
Begeben Sie sich in einen Raum, wo Sie niemand stören kann. Stellen Sie sich nun abwechselnd einmal auf Ihre Zehen und dann wieder auf Ihre Ferse. Wippen Sie ein paar Minuten zwischen diesen beiden Positionen hin und her. So wird sowohl die Fußmuskulatur als auch die Wadenmuskulatur beansprucht.

Eine weitere Übung wäre:
Stellen Sie sich auf ein Bein, heben Sie das andere Bein an und malen mit Ihrem angehobenem Fuß einzelne Kreise in die Luft. Anschließend wechseln Sie die Füße und tun dasselbe mit Ihrem anderen Bein.

Je häufiger Sie diese Übung durchführen, desto besser wird Ihre Koordinationsfähigkeit werden.

Ein Hauptaugenmerk sollten Polyneuropathie Patienten im Allgemeinen sowohl auf Gleichgewichtstraining als auch auf Ausdauertraining legen. Denn beide Varianten, vor allem wenn diese gemeinsam durchgeführt werden, können die Beschwerden einer bestehenden Polyneuropathie deutlich lindern. Außerdem ist nicht ausgeschlossen, dass eine Bewegungstherapie sogar in der Lage ist, präventiv zu helfen. Vor allem der Einfluss von Sport und Bewegung im Alltag auf eine diabetische Polyneuropathie wurde mittels Studien am häufigsten untersucht. Außerdem haben Polyneuropathie-Patienten auch die Möglichkeit, an einem sogenannten Vibrationstraining teilzunehmen. Unter einem Vibrationstraining versteht man meist Vibrationsplatten, die häufig auch in Fitnessstudios vorkommen, auf denen man Gleichgewichtsübungen durchführen kann.

In unterschiedlichen Studien wurde die Kombination von Krafttraining und Gangübungen untersucht. Hierbei stellte sich heraus, dass vor allem die Angst vor Stürzen abgenommen hat, die Mobilität verbessert werden konnte und auch die Ganggeschwindigkeit zugenommen hat. Selbst das Gleichgewichtsgefühl und auch die Beinkraft konnten verbessert werden. Zusätzlich konnte festgestellt werden, das auch Vibrationstraining Einfluss auf die Beinkraft haben kann. Außerdem konnte ermittelt werden, dass nach einem zwölfwöchigen Krafttraining, das nur für die Fuß- und Kniegelenke durchgeführt wurde, die Standphasen, also die Phasen, in der der betroffene Patient dauerhaft an einer Stelle steht, wie auch die Schrittlänge deutlich verbessert werden konnten. Dafür, dass der betroffene Patient körperlich fit bleibt, ist ausreichend Bewegung gepaart mit Sportübungen hervorragend geeignet. Bei einer vorliegenden Polyneuropathieerkrankung kommt die Wahl der Sportart jedoch auch auf die Art der Polyneuropathieerkrankung an. Auf ein geringes Verletzungsrisiko sollte bei der Auswahl einer Sportart unbedingt geachtet werden. Damit sich auch dauerhafter Erfolg einstellen kann, sind dauerhafte und regelmäßige Sportübungen unausweichlich.

Hilft gesunde Ernährung?

Die Ernährung spielt gerade bei Patienten, die eine Polyneuropathie aufgrund ihrer Diabetes erlangt haben, eine besondere Rolle. Auch bei Patienten mit einem übermäßigen Alkoholkonsum und einer daraus resultierenden alkoholischen Polyneuropathie, wie auch in allen anderen Fällen einer Polyneuropathieerkrankung, kann eine gesunde und ausgewogene Ernährung das Fortschreiten der Erkrankung grundsätzlich verzögern und für die Gesundheit förderlich sein.

Eine gesunde Ernährung wird als ganzheitliche Maßnahme für den Körper bezeichnet. Eine gesunde und ausgewogene Ernährung kann nicht nur die Symptome einer Polyneuropathie verbessern, sondern hilft auch zusätzlich bei der Regulierung des Blutzuckerspiegels. Außerdem haben Experten festgestellt, dass durch eine geeignete

Ernährung die betroffenen Patienten häufig weniger Schmerzmittel einnehmen mussten und hierdurch auch das Risiko der Nebenwirkungen gesunken ist. Besonders Polyneuropathie-Patienten sind dankbar, wenn sie auf einen Teil der Schmerzmitteldosis verzichten können.

<u>Ballaststoffreiche Ernährung:</u>
Gerade bei einer diabetischen Polyneuropathie ist zwingend auf eine ballaststoffreiche Ernährung zu achten. Der Energiebedarf sollte hierbei ca. zur Hälfte aus Kohlenhydraten bestehen. Bei den Kohlenhydraten kommt es vor allem darauf an, dass diese über einen niedrigen glykämischen Index verfügen. Wie stark und wie schnell ein Lebensmittel den Blutzuckerspiegel steigen lässt, sagt der glykämische Index aus. Besonders für Patienten mit einer diabetischen Polyneuropathie ist ein niedriger glykämischer Index sehr wichtig.

Gerade Ballaststoffe weisen diesen niedrigen glykämischen Index auf und sind somit dafür zuständig, dass die Kohlenhydrate nur langsam ins Blut übergehen. Ein Beispiel für ballaststoffreiche Nahrungsmittel sind beispielsweise Nüsse, Vollkornprodukte, Gemüse und Obst.

Grundsätzlich empfiehlt die Deutsche Gesellschaft für Ernährung, den Mindestwert von 30 Gramm an Ballaststoffen täglich zu sich zu nehmen. Bei der diabetischen Polyneuropathie hingegen liegt die Empfehlung bei mindestens 40 Gramm.

Gesunde Fette:

Besonders bei einer Polyneuropathieerkrankung sind gesunde Fettsäuren für die Nerven wichtig. Alpha-Liponsäure ist in jeder menschlichen Zelle als schwefelhaltige Fettsäure enthalten. Diese ist vor allem ein Energielieferant und ein Antioxidans. Bei peripheren Nervendegenerationen wird Alpha-Liponsäure häufig zur Behandlung eingesetzt.

Gesunde Fettsäuren sind beispielsweise in Spinat, Brokkoli oder auch in Tomaten enthalten. Wenn man von Omega-3-Fettsäuren spricht, sind damit sowohl entzündungshemmende als auch gesunde Fettsäuren gemeint. Omega-3-Fettsäuren dienen vor allem als Nahrung für unser Nervensystem und können sogar dazu beitragen, Nervensignale besser weiterzuleiten. Diese findet man meist in fettigem Fisch wie beispielsweise Makrelen, Lachs oder in Hering. Auch in Chiasamen und Leinsamen sind diese enthalten.

Fett ist nicht gleich Fett:

Bei den Fetten wird zwischen den pflanzlichen Fetten und den tierischen Fetten unterschieden. Bei einer Diabeteserkrankung und bei einer Polyneuropathie im Allgemeinen sind die pflanzlichen Fette bevorzugt zu wählen. Diese kann der betroffene Patient ganz einfach in Form von Rapsöl, Sonnenblumenöl oder auch Olivenöl täglich mit der Nahrung aufnehmen. Durch die Verwendung der oben beschriebenen Ölsorten werden Kohlenhydrate eingespart. Dies hat zur Folge, dass sich der Blutzuckerspiegel reguliert. Sehr zu empfehlen sind außerdem auch kalt gepresste Öle wie zum Beispiel kalt gepresstes Olivenöl. Fette, die im Vorfeld verarbeitet wurden, enthalten einige Bestandteile und sind damit lieber außen vor zu lassen.

Vitamin B in unserer Ernährung:

Wie Sie bereits aus diesem Buch wissen, ist das Vitamin B ein entscheidender Faktor bei einer Polyneuropathieerkrankung. Ein besonderes Hauptaugenmerk liegt hierbei sowohl auf dem Vitamin B 1 als auch dem Vitamin B 12. Besonders häufig haben Polyneuropathie-Patienten mit einer Vitamin B 1- und Vitamin B 12-Mangelerscheinung zu kämpfen, wenn sie unter einer alkoholbedingten Polyneuropathie leiden. Dies kommt daher, dass Alkoholiker, die aufgrund ihrer Alkoholkrankheit eine alkoholbedingte Polyneuropathie bekommen haben, sich häufig mangelhaft ernähren. Das Gleiche gilt auch für diabetische Polyneuropathie, hier ist es ebenfalls wichtig genau darauf zu achten, dass genug B-Vitamine aufgenommen werden. Diese sind beispielsweise enthalten in Vollkornprodukten, Spinat, Gemüse oder auch in Hülsenfrüchten. Vitamin B 12 lässt sich am besten über die Nahrung mittels Fleisch, Fisch, Milch und auch Eier zu sich nehmen.

Besonders Menschen, die nach dem veganen Lebensstil leben, leiden häufig an einem Vitamin B 12-Mangel. Hier gibt es jedoch die Möglichkeit, dieses Vitamin in Form eines Nahrungsergänzungsmittels zu erwerben, einzunehmen und somit die Mangelerscheinungen auszugleichen. Grundsätzlich sollten Patienten mit einer diabetischen Polyneuropathie eher zu mageren Produkten greifen, wie beispielsweise magerem Frischkäse, magerem Quark, mageren Milchprodukten, oder auch zu magerem Joghurt. Auch sollte Geflügel dem Schweinefleisch in diesem Fall vorgezogen werden.

Verbotene Lebensmittel bei einer Polyneuropathieerkrankung:

Natürlich kann Ihnen niemand vorschreiben, welche Lebensmittel Sie nicht mehr zu sich nehmen dürfen. Jedoch gibt es eine Reihe von Lebensmitteln, die die Symptome einer Polyneuropathieerkrankung verstärken können. Auch das Fortschreiten der Polyneuropathieerkrankung kann durch falsche Lebensmittel begünstigt werden. Hierbei steht weniger im Fokus, ob der Patient eine diabetische Polyneuropathie oder irgend eine andere Form der Polyneuropathie erlangt hat.

Grundsätzlich sollten folgende Dinge gemieden werden:
Alle zuckerhaltigen Getränke, wie beispielsweise Limonade, Cola, Sprit, Fanta usw., da diese den Blutzuckerspiegel enorm ansteigen lassen. Hier ist Leitungswasser, Mineralwasser oder auch ungesühnter Tee eine gesündere und sinnvollere Variante. Auf Fertiggerichte sollte grundsätzlich verzichtet werden, weil hier viel zu viel Zucker und versteckte Fette enthalten sind. Auch die darin enthaltenen Geschmacksverstärker können der Gesundheit schaden. Besonders abzuraten ist bei einer Polyneuropathieerkrankung außerdem grundsätzlich von Alkohol. Vor allem

bei einer alkoholbedingten Polyneuropathie sollte der Betroffene keinen Schluck Alkohol zu sich nehmen.

Hierbei ist Alkohol ein absolutes Tabuthema und darf nicht mal in der kleinsten Menge konsumiert werden. Doch auch bei allen anderen Formen einer Polyneuropathieerkrankung ist Alkohol grundsätzlich schädlich und demnach nicht empfehlenswert. Auf Alkohol sollte also gänzlich verzichtet werden, egal, um welche Polyneuropathieerkrankung es sich handelt. Durch die richtige Ernährung können die Beschwerden einer Polyneuropathie Erkrankung tatsächlich gelindert werden. Dies sollten Sie sich immer vor Augen halten, gerade dann, wenn es Ihnen schwerfällt, sich an Ihren Ernährungsplan zu halten. Achten Sie vor allem auf die Vitamineinnahme, die wichtig für Ihre Gesundheit ist. Auch auf die oben angesprochenen Ballaststoffe sollten sie tatsächlich achten, weil diese besonders sättigend sind und somit verhindern können, dass Kohlenhydrate zu schnell ins Blut aufgenommen werden. Auch auf das richtige Maß kommt es an, vor allem bei der Aufnahme von Kohlenhydraten, selbst wenn es sich hierbei um Vollkornprodukte handelt.

Vor allem sollte kurz gegartes Gemüse die Basis Ihrer neuen gesunden Ernährung darstellen. Gemüse, das lediglich kurz gegart wurde, enthält noch eine Menge an Vitaminen, die im Umkehrschluss wichtig für Ihre Gesundheit sind. Auch auf Bioqualität sollten Sie in Zukunft mehr Acht geben, sofern Sie dies nicht aktuell schon tun. Viele Menschen meinen, dass ihnen Bioqualität besser schmecken würde, doch hierum geht es nicht hauptsächlich, sondern vor allem darum, dass unser Körper von chemischen Stoffen weitestgehend verschont bleibt. Wichtig ist zu wissen, dass auch gesundes und qualitativ wertvolles Essen, wenn es zu in Mengen und in einer Art „Völlerei" zu sich genommen wird, für die Gesundheit ebenfalls schädlich ist.

Hier sind drei Tipps für den Alltag:

1. Niemals sollten Sie einkaufen gehen, wenn Sie hungrig sind. Je hungriger wir beim Einkauf sind, desto voller ist am Ende auch der Einkaufswagen, vollgepackt mit meist ungesunden Sachen.

2. Wählen Sie kleinere Teller. Eine „normale" Portion sieht auf einem großen Teller mittelgroß bis klein aus. Viele denken sich, bereits bevor sie diese Portion aufgegessen haben: „Ich werde mir auf jeden Fall noch eine weitere Portion holen, sonst werde ich ja nicht satt." Hier ist es sinnvoller, einen kleinen Teller zu wählen, der mit der „normalen" Portion prall gefüllt aussieht. Wenn man jemandem einen kleineren Teller mit eben genau dieser Portion hinstellt, sagen viele, die nicht wissen, dass lediglich der Teller und somit die Optik geändert wurde: „So viel hast du mir auf den Teller gemacht? Da passt ja gar nichts mehr drauf, ich weiß nicht, ob ich die Portion schaffe."

3. Auch eine sehr späte Nahrungsaufnahme sollte weitestgehend vermieden werden. Unsere Verdauungsorgane

arbeiten in der Nacht nur noch reduziert, daher ist eine Nahrungsaufnahme direkt vor dem Zubettgehen sehr kontraproduktiv für unseren Magen-Darm-Trakt. Bei einer Polyneuropathieerkrankung empfiehlt sich auch die Möglichkeit des Abendfastens. Hierbei wird bis 16:00 Uhr Nahrung aufgenommen und nach 16:00 Uhr nur noch ungesüßter Tee oder warmes Wasser getrunken.

Stress und dessen Auswirkungen

Stress ist grundsätzlich für unseren Körper, je nach Länge und Stärke, sehr schädlich. Hierbei handelt es sich um ein ganzheitliches Problem, da sowohl unsere Psyche als auch unser Körper unter lang anhaltendem starken Stress leiden. Die Faktoren, die Stress auslösen, können völlig unterschiedlich sein. Zeitmangel, Abgabefristen, ein gestörtes Arbeitsklima, Konflikte mit der Familie, Konflikte mit den Freunden, Meinungsverschiedenheiten mit Bekannten oder auch Probleme mit dem Vorgesetzten wie auch finanzielle Problem können Stress auslösen. Bei einem gesunden Menschen kann Stress dazu führen, dass dieser erkrankt. Hier gibt es beispielsweise die Gefahr eines Burnout-Syndroms oder auch einer Depression.

Vor allem psychischer Stress wirkt sich sehr negativ auf uns aus und kann uns viel unserer Lebensqualität kosten. Unter psychischem Stress versteht man das Ungleichgewicht zwischen den eigenen Voraussetzungen und Möglichkeiten, den Fähigkeiten und Ressourcen eines jeweiligen Individuums und den Anforderungen der Umwelt. Anhand eines Beispiels lässt sich dieses leichter erläutern. Wenn Herr Mustermann einen neuen Job erhält, der aufgrund seiner eigenen Qualifikationen eigentlich gar nicht zu ihm passt, da er den Anforderungen sowohl der Arbeitskollegen, des Chefs als auch letztendlich des Kunden nicht gerecht werden kann, entsteht für Herrn Mustermann Stress. Der psychische Stress entsteht im Kopf als biochemischer Vorgang, der beispielsweise durch Angst hervorgerufen werden kann. Der psychische Stress wird weniger von außen auf die betroffene Person ausgeübt, sondern er entsteht in der betroffenen Person selbst.

Im Allgemeinen gibt es viele unterschiedliche Dinge, die Stress hervorrufen können. Hierbei wird vor allem zwischen der psychischen und der physischen Reizung unterschieden. Bei den physischen Reizen handelt es sich beispielsweise um Strahlung, Wärme, Kälte, Staub oder auch mechanische Einflüsse. Bei den psychischen Reizen handelt sich häufig um Termindruck, Abgabefristen, Unter- oder Überforderungen, Verlust eines nahestehenden Familienmitglieds, Streit mit dem Partner, Missverständnisse in der Ehe oder auch Probleme auf der Arbeit mit Arbeitskollegen und/oder dem Vorgesetzten. Stress an sich wird in zwei unterschiedliche Arten unterteilt. Es gibt den positiven Stress und den negativen Stress. Unter den Punkt negativer Stress fällt alles, was durch eine belastende Situation Stress auslösen kann. Über positiven Stress spricht man, wenn sich beispielsweise jemand besonders auf etwas freut und bereits ganz aufgeregt ist. Besonders gesundheitsschädlich ist es, wenn es sich um chronischen Stress handelt. Beim chronischen Stress befindet sich der Körper ständig in einem Alarmzustand und zehrt sowohl von den psychischen wie auch an den körperlichen Reserven. Menschen, die unter chronischem Stress leiden, fühlen sich häufig erschöpft, innerlich unruhig und haben auch gegebenenfalls depressive Phasen.

Durch chronischen Stress wird vor allem das Immunsystem geschwächt und auch unsere Wundheilung verlangsamt. Die Ursachen für einen chronischen Stress sind vielfältig. Hier kann es beispielsweise darum gehen, das wir plötzlich wegen Überstunden mehr Arbeit müssen Auch, dass häufig keine Zeit im stressigen Alltag für Freizeitaktivitäten bleibt, spielt hierbei eine Rolle. Natürlich sind wir nicht in der Lage, jeder stressigen Situation aus dem Weg zu gehen und dies ist auch nicht notwendig. Stress an sich ist eigentlich eine wichtige körperliche Reaktion, denn dieser ist dafür da, dass wir uns in Gefahrensituationen leistungsfähiger zeigen können.

Sollte sich jedoch ein dauerhafter Stresszustand manifestieren, kann dieser Zustand gesundheitliche Schäden mit sich bringen. Symptome von negativem Stress können beispielsweise vermehrtes Herzklopfen, verspannte oder angespannte Muskulatur im Allgemeinen oder Verspannungen in der Schulter- und Nackenmuskulatur im Speziellen sein. Ein trockener Mund, zittrige Hände, Schweißausbrüche, zittrige Knie und flache, schnelle Atmung können weitere Symptome von negativem Stress sein. In unserem Körper sind die Vorgänge innerhalb von Stresssituationen gleich, trotzdem reagieren Menschen unterschiedlich hierauf. Das Wort „Stress“ kommt ursprünglich aus dem Englischen und heißt übersetzt soviel wie Anpassung oder Druck. Stress kann uns in fast jeder Lebenslage begegnen. Doch auch für eine Polyneuropathie kann Stress eine Ursache sein, denn gerade Stress ist eine sehr häufige Ursache von vielen Erkrankungen. Wenn ein Mensch unter einem dauerhaft anhaltenden Stresslevel leidet, kann dies unter anderem beispielsweise zu Schlafproblemen, Herz-Kreislauf-Erkrankungen wie beispielsweise Bluthochdruck, einem Herzinfarkt, einer Schilddrüsenüberfunktion, einem deutlich erhöhten Infektionsrisiko und auch zur Entstehung einer Gürtelrose führen.

Die Behandlung von Stress bei einer Polyneuropathie stützt sich vor allem auf die Ursache. Durch die Behebung der Stressursache können viele Probleme behoben werden. Doch das Gute ist, dass jeder von uns eine Menge dafür tun kann, um die Stresssituation, unter der wir leiden, zu verbessern. Hierfür wäre es wichtig, dass Sie sich selbst einmal ehrlich hinterfragen.

Nehmen Sie sich hierfür gerne einen Zettel und einen Stift in die Hand und stellen Sie sich folgende Fragen:

Habe ich einen stressigen Alltag? Bin ich in meinem Job häufiger gestresst? Stresst mich aktuell mein Umfeld?

Habe ich aktuell Stress in meiner Beziehung oder in meiner Ehe? Habe ich aktuell vermehrt Stress oder Schwierigkeiten mit Menschen, die mir nahe stehen? Setzen andere Leute mich stressigen Situationen aus? Mache ich mir selbst zu viel Druck oder Stress?

Nachdem Sie sich diese Fragen ehrlich beantwortet haben, haben Sie im Prinzip schon Ihre Ursachen herausgefunden. Durch die Beantwortung Ihrer Fragen und einer anschließenden Analyse können Sie anhand Ihrer Antworten ablesen, was Sie in Zukunft vermeiden oder besser machen könnten. Wenn Sie sich beispielsweise selbst ständig unter Druck setzen und dadurch der meiste Stress entsteht, der eigentlich nicht notwendig wäre, können Sie hinterfragen, warum dies so ist und welche Maßnahmen Sie aktiv ergreifen könnten, um diese Situation nachhaltig zu verbessern. Sollte Ihnen zu viel Druck von außen gemacht werden, beispielsweise von Ihrer Familie, Ihren Arbeitskollegen oder von Ihrem Arbeitgeber, können hier Gespräche mit der betroffenen Partei teilweise Wunder bewirken.

Hinterfragen Sie sich:

Müssen Ihre Arbeitskollegen oder Ihr Vorgesetzter Sie tatsächlich regelmäßig an Abgabefristen erinnern, oder wäre dies nicht notwendig, da Sie stets zuverlässig sind? Hier ist die Frage, ob Sie zu Unrecht unter Zeitdruck gesetzt werden, da beispielsweise Ihr Vorgesetzter davon ausgeht, dass Sie dann besser funktionieren, obwohl dies nicht der Fall ist oder ob es tatsächlich notwendig ist, dass Ihr Arbeitgeber Sie unter Zeitdruck setzen muss, weil Sie ansonsten nicht zum Abgabetermin fertig wären. Ist der erste Fall zutreffend, also dass Ihr Chef Sie unnötig unter Druck setzt, kann hier ein klärendes Gespräch helfen. Wenn jedoch der zweite Fall zutrifft, dass Ihr Chef Sie unter Zeitdruck setzen muss, damit Sie auch Ihre Abgabetermine einhalten, wäre ein klärendes Gespräch mit Ihrem Arbeitgeber sinnlos, hier geht es dann eher darum, dass Sie an sich selbst arbeiten.

Wie können Sie Ihren beruflichen Alltag besser organisieren, damit Sie zeitsparend arbeiten können? All diese Fragen sollten Sie sich stets ehrlich beantworten, und dies nicht zwischen „Tür und Angel", sondern ganz in Ruhe. Erst, wenn Sie alle Fragen beantwortet haben und die Liste ist selbstverständlich von Ihnen endlos verlängerbar haben Sie die richtigen Antworten zur Hand. Mithilfe dieser Antworten können Sie dann Schritt für Schritt an sich arbeiten und so das Stresslevel reduzieren. Viele Menschen sind sich beispielsweise gar nicht bewusst, dass der Morgen bereits stressig anfängt, da sie beispielsweise 10 Minuten zu spät aufstehen.

Wenn Sie zu den Menschen gehören, die morgens ein paar Minuten länger brauchen, um wach zu werden, stellen Sie sich einfach Ihren Wecker ein paar Minuten früher. Viele Situationen, die für uns im Alltag in einem totalen Stress oder Chaos enden, könnten durch die leichtesten und kleinsten Veränderungen bereits im Ansatz verhindert werden. Durch eine aktive Reduktion Ihres Stresslevels und der damit verbundenen reduzierten Stresshormone kann eine Linderung der Symptomatik bei einer Polyneuropathieerkrankung erfolgen. Bei normalen schulmedizinischen Verfahren lässt sich Polyneuropathie, die aufgrund von Stress ausgelöst wurde, meist nur unzureichend behandeln und ist auf lange Sicht nur schwer zu bewältigen. Besonders homöopathische Verfahren sind hier ein beliebtes Mittel zur Ergänzung. Besonders bei Stress gilt es, die auslösenden Ursachen festzustellen und an ihnen zu arbeiten, bis diese beseitigt werden können.

Vor allem können hier Entspannungstechniken das Mittel der Wahl darstellen. Mit Entspannungstechniken können Patienten einer stressbedingten Polyneuropathie ihren stressigen Alltag oder Gedanken außen vor lassen mehr zu sich selbst finden. Stress klingt häufig harmlos, da jeder von uns hiermit fast tagtäglich in irgendeiner Weise in Kontakt steht. Stress nimmt jeder Mensch außerdem auch andders wahr. Für den einen ist es schon sehr stressig, morgens rechtzeitig aufzustehen und pünktlich auf der Arbeit zu erscheinen, wohingegen ein stressiger 8-Stunden-Bürotag mit ständig klingelndem Telefon eine weitere Person noch nicht in Stress verfallen lässt.

Genauso, wie wir Stress völlig unterschiedlich wahrnehmen, können auch die Symptome einer stressbedingten Polyneuropathie von Mensch zu Mensch sehr unterschiedlich ausfallen. Mögliche Anzeichen können hierbei sein:

- Eine Störung des Magen-Darm-Traktes
- Schlafstörungen,
- Appetitlosigkeit oder auch Heißhungerattacken
- Herz - Kreislaufbeschwerden
- Allergien
- Hautirritationen
- Wortfindungsstörungen
- Konzentrationsstörungen
- Denkblockaden
- Vergesslichkeit

- Nervosität
- chronische Müdigkeit
- Antriebslosigkeit
- Ruhe und Rastlosigkeit
- Nägelkauen, Zähneknirschen oder auch Schluckbeschwerden

Dadurch, dass wir besonders bei einer Polyneuropathieerkrankung versuchen müssen, als erstes die Ursachen zu bekämpfen, muss an erster Stelle bei einer stressbedingten Polyneuropathie der Fokus auf einer Stressreduktion liegen.

Alternative Behandlung

Neben den bis jetzt angesprochenen medizinischen Therapieformen gibt es natürlich auch alternative Behandlungsmethoden. Im Fokus einer Polyneuropathieerkrankung ist grundsätzlich sowohl die geistige als auch die körperliche Gesundheit entscheidend. Wenn man sich nur auf einen Part konzentriert, wird der Betroffene selbst meist nur bedingt Verbesserung spüren. Wir müssen uns also einmal sowohl den Geist als auch den Körper vornehmen. Nur, weil jemand eine alternative Behandlungsmethode bei einer Polyneuropathie anwenden möchte, heißt dies nicht, dass derjenige per se gegen die Schulmedizin ist. Vielmehr kann sogar begleitend während einer medikamentösen Therapie alternativ vieles getan werden.

Vor allem durch Bewegungsübungen, die Sie auch ganz allein zu Hause durchführen können, erlangen Sie ein Stück Selbstsicherheit zurück. Hiervon sind gerade Patienten betroffen, die es nicht oder nur noch bedingt schaffen, ohne Angst auf Ihren eigenen Beinen zu stehen. Anhand dieses Beispiels kann man eine alternative Behandlungsmethode, die sowohl den Körper als auch den Geist betrifft, am besten beschreiben.

Denn ein Patient, der eine weit fortgeschrittene Polyneuropathie hat und aufgrund dessen körperlich nicht mehr in der Lage ist, lange alleine auf seinen Beinen zu stehen und beispielsweise weite Strecken nicht mehr alleine gehen kann, kann außerdem auch noch eine große Angst verspüren, hinzufallen oder nicht mehr alleine hochzukommen. Das heißt, dass bei diesen Patienten auf der einen Seite ein tatsächliches körperliches Problem und auf der anderen Seite ein tatsächliches psychisches Problem vorliegt, in diesem Fall die Angst.

Wenn wir nur die Angst behandeln würden, also die Psyche, wären damit die körperlichen Einschränkungen nicht verschwunden. Wenn man sich jedoch nur auf den Körper und dessen Behandlung konzentriert, wäre die Angst bei den Patienten trotzdem weiterhin vorhanden. Die schulmedizinische Therapie zielt bei einer Polyneuropathie vor allem auf die körperliche Therapie ab. Hier geht es vor allem darum, die gereizten Nerven zu stabilisieren um den Patienten, so lange es geht, so mobil wie möglich zu erhalten. Bei einer ganzheitlichen Therapie wird aber Wert darauf gelegt, dass der Körper und der

Geist gemeinsam zusammen betrachtet und auch therapiert werden.

Im vorangegangenen Beispiel würde eine ganzheitliche Therapie so ablaufen, dass beispielsweise durch Bewegungen, Sport oder auch durch eine Physiotherapie dem Patienten ermöglicht wird, wieder etwas mobiler zu werden und eigenständig zu stehen oder auch ein paar Schritte zu gehen. Und anhand von vielen Gesprächen kann der Patient sich psychische Hilfestellung holen. Hier können auch Fachleute zurate gezogen oder auch Gespräche mit Gleichgesinnten oder Gespräche mit der Familie geführt werden, denn auch diese können zum Erfolg führen.

Gespräche wie: „Du bist nicht allein“, „Wenn du ausprobieren möchtest, ein paar Schritte zu gehen, kann ich die ersten Male mitkommen“, und auch: „Wir verstehen dich“, sind hier wichtige Sätze.

Zuerst sollte der Patient sich verstanden fühlen. Sätze wie: „Jetzt stell dich nicht so an“, oder: „Du kannst schon viel weiter laufen, als du dir zutraust“, oder: „Mach jetzt, wir haben nicht den ganzen Tag Zeit“, sind wenig zielführend. Hier ist auch vom Umfeld Fingerspitzengefühl gefragt. Es ist wichtig, dass sowohl der Körper als auch der Geist im Einklang zusammenarbeiten, um sich selbst ein Stück weit therapieren zu können.

Mit jedem Schritt, den der betroffene Patient weiter gehen kann, und mit jedem Gespräch, in dem der Patient ein bisschen mehr Selbstvertrauen tanken kann, erhält er mehr Kraft, um noch einen Schritt weiter zu gehen und aufgrund dieser positiven Erfahrungen hat der Patient innerhalb eines Gespräches noch mehr Mut, Dinge zu sagen. Dies führt zu einer positiven Aufwärtsspirale, die die Symptome einer Polyneuropathie deutlich verbessern kann. Grundsätzlich lässt sich sagen, dass der Körper und der Geist niemals getrennt voneinander betrachtet werden sollten, schon gar nicht, wenn es um die Therapie der Polyneuropathie geht.

Eine Psychotherapie kann beispielsweise auch ergänzend zu einer Physiotherapie stattfinden, wenn der Patient depressive Phasen oder Beschwerden hat. Ein wichtiges Thema ist hier die Gesprächstherapie. Diese muss nicht zwingend bei einem Psychologen stattfinden, sondern kann auch in einer Art Selbsthilfegruppe stattfinden. Diese heißt dann selbstverständlich nicht mehr Therapie, sondern beispielsweise Gesprächsrunde. Das Gefühl zu haben, mit der Krankheit nicht alleine zu sein, kann ein entscheidender Wendepunkt sein. Außerdem können sich betroffene Patienten untereinander auch wichtige Tipps für alltägliche Probleme geben.

Vor allem Menschen, die sonst immer sehr agil waren und nun absolut bewegungseingeschränkt sind, können schon mal in eine Art depressive Phase rutschen. Gedanken wie: "Ich kann mich jetzt nicht mehr bewegen, was soll ich denn machen, oder wie wird es weitergehen“, sind Fragen, die der betroffene Patient sich ab einem gewissen Stadium ständig stellt. Hier Menschen kennenzulernen, die auf diese Fragen Antworten haben und die auch bereits schlimmere Stadien der Erkrankung erlebt haben, kann den betroffenen Patienten meist mehr nutzen als eine Psychotherapie. Nichtsdestotrotz gibt es auch Patienten, bei denen eine Gesprächsrunde nicht ausreichen würde und die sich besser in professionelle Hilfe begeben sollten.

Eine weitere alternative Behandlungsmethode ist die Kälte-Anwendung von Kneipp. Viele Patienten berichten, dass ihnen Kneipp- Anwendungen bei der Symptomlinderung geholfen haben.

Bei der Kneippschen Anwendung handelt es sich um ein Behandlungsverfahren, das eine Ernährungsempfehlung, eine Bewegungsempfehlung, Wasseranwendungen und Pflanzenwirkstoffe zur Verfügung stellt. Grundsätzlich ist eine definitive Wirksamkeit der Kneippschen Anwendung noch nicht belegt. Eine der bekanntesten Kneippschen Anwendungen ist beispielsweise das Wassertreten. Bei leitungskaltem Wasser tritt der betroffene Patient auf der Stelle. Dabei sollte immer ein Bein völlig aus dem Wasser herausragen.

Nach etwa nach 30 Sekunden spürt man hier ein sehr deutliches Kältegefühl sowohl in den Unterschenkeln als auch in den Füßen. Bei den Kneippschen Anwendungen handelt es sich um ein Reizreaktionsprinzip. Hierbei sollen die ganz natürlichen Reaktionen unseres Körpers dazu benutzt werden. Die Kneippsche Anwendung wird nicht als Gegensatz zur Schulmedizin gesehen, sondern eher als alternatives Behandlungsverfahren. Somit stellt sie eine gute Ergänzung zur Schulmedizin dar.

Außerdem ist auch eine Kneipp-Kur möglich. Hierbei beträgt die Regelkurdauer etwa 3 bis 4 Wochen und kann nur an einem anerkannten Kneipp Kurort durchgeführt werden. Grundsätzlich besteht die Kneipp-Medizin aus fünf Ansätzen:

- Bei der Ernährung steht vor allem die Vollwertkost im Vordergrund
- Der Bewegungstherapiefokus liegt beispielsweise auf dem Barfußlaufen
- Die Hydrotherapie, also Wassertherapie, mit dem bekannten Wassertreten
- Die Heilpflanzenkräfte, diese nutzt die Phytotherapie.

Auch die Ordnungstherapie gehört zu den fünf Säulen der Kneipp-Medizin. Hierbei geht es darum, ganz bewusst die Gesundheit zu erkennen. Alternative Behandlungsmethoden zielen vor allem darauf ab, den Krankheitsverlauf positiv zu beeinflussen und, wenn möglich, auch Schmerzen zu lindern. Auch eine Fußreflexzonenmassage kann eine solche alternative Behandlung darstellen. Hier kann eine gezielte Entspannung beider Füße erfolgen. Außerdem sind alternative Behandlungsmethoden immer gut verträglich und führen meistens zu einer Entspannung. Auch die bereits erwähnte Vitamintherapie, bei der auf den gegebenenfalls vorhandenen Vitaminmangel aktiv reagiert werden kann, zählt zu den alternativen Behandlungsmethoden.

Gewisse Vitamine können wir über die Nahrung aufnehmen, andere müssen wir beispielsweise als Nahrungsergänzungsmittel zu uns nehmen. Ein besonders spannendes Thema, wenn es um alternative Behandlungen geht, ist die Akupunktur. Warum diese tatsächlich eine nervenbelebende Wirkung hat, ist bis heute ungeklärt. Dass die behandelte Region jedoch besser durchblutet wird, kann heute anhand von Wärmebildkameras festgestellt werden.

Aus der aktuellen Studienlage lässt sich ableiten, dass durch eine Akupunktur bei in etwa zwei Drittel aller Personen, die aufgrund von Krebsmedikamenten an einer Polyneuropathie erkrankt sind, weitere Nervenschäden verhindert werden konnten. Wichtig hierbei zu erwähnen ist, dass eine alternative Akupunkturbehandlung nur bei Polyneuropathie-Patienten sinnvoll ist, wenn die Nerven zumindest noch etwas intakt sind, denn der Betroffene muss noch in der Lage sein, die Nadeln zu spüren.

Da eine gesunde Ernährung als „Gesundhalter" des gesamten Körpers dient, wird auch dieses Thema hier noch einmal aufgegriffen.

Durch eine bewusste und vollwertige Ernährung können Sie sich in vielen Punkten selbst heilen. Ganz wichtig ist, dass Raucher, die an einer Polyneuropathie erkrankt sind, unverzüglich mit dem Rauchen aufhören. Hierfür können auch alternative Behandlungsmethoden wie beispielsweise die Raucherentwöhnungshypnose in Anspruch genommen werden. Durch das Rauchen können bestehende Symptome noch deutlich verstärkt werden und auch das Risiko der Nervenschädigungen kann steigen.

Auch ein Überprüfen der Folsäurewerte kann aufschlussreich sein.

An einer japanischen Studie haben insgesamt 343 Patienten teilgenommen, bei denen eine neurologische Erkrankung diagnostiziert wurde. Hierbei zeigte sich bei 19,5 % der Probanden im Blut ein zu niedriger Folsäurespiegel. Die Patienten, bei denen der Folsäurespiegel zu niedrig war, erhielten eine Folsäuretherapie. Nach der Folsäureeinnahme kam es zu einer Verbesserung der neurologischen Symptome.

Bei einer alkoholtoxischen Polyneuropathie waren es sogar 50% aller Probanden, die an einem Folsäuremangel litten. Auch Entgiftungen oder Entschlackungsmethoden können zu einer Verbesserung der Symptomatik führen.

Auch die traditionelle chinesische Medizin, häufig TCM abgekürzt, kann als alternative Heilmethode bei einer Polyneuropathie eingesetzt werden. Das Ziel der chinesischen Therapie ist die Wiederherstellung der Lebensenergie.

Hierfür müssen aufgebaute Blockaden wieder abgebaut werden und sowohl die Seele als auch der Körper wieder „gereinigt“ werden. In der traditionellen chinesischen Medizin sieht man den Patienten auch als „Ganzkörperlich“ an, das bedeutet wie bereits beschrieben, dass sowohl die Seele als auch der Körper behandelt werden müssen, damit der gesamte Mensch gesund werden kann. Außerdem geht die traditionelle chinesische Medizin davon aus, dass eine Polyneuropathie durch bestimmte Substanzen entsteht, die der erkrankte Organismus einfach nicht mehr ausscheiden kann und die deshalb Entzündungen begünstigen. Eine traditionell chinesische Medizin-Behandlung wird nur in seltenen Fällen von der Krankenkasse übernommen. Jedoch besteht selbstverständlich für jeden Patienten die Möglichkeit, sich einmal mit seiner Krankenkasse in Verbindung zu setzen, um zu prüfen, ob diese vielleicht doch einen Teil der Kosten übernehmen würde.

In der Homöopathie wird häufig bei brennenden Nervenschmerzen das „blaue Eisenhut" als klassisches Schmerzmittel verwendet. Gegen die Missempfindungen in den Armen, Beinen, Händen und auch Füßen, wie auch gegen die Taubheit, kann das Extrakt des Fliegenpilzes helfen. Grundsätzlich ist dazu zu raten, dass Sie vor einer Einnahme eines homöopathischen Mittels erst mit Ihrem behandelnden Arzt bezüglich Nebenwirkungen oder Wechselwirkungen Rücksprache halten.

Es gibt eine Reihe von Naturheilmitteln, die zur Behandlung einer Polyneuropathie eingesetzt werden können. Besonders für Betroffene, bei denen klassische Schmerzmittel nicht oder nur unzureichend wirken oder Personen, die gerne eine die schulmedizinischen Schmerzmittel reduzieren möchten, kann dies eine Alternative darstellen. Auch Patienten, die gänzlich auf starke Schmerzmedikamente verzichten möchten, können auf pflanzliche Hilfsmittel zurückgreifen. Hier gibt es zum Beispiel das Mutterkraut. Bei Migränepatienten wird dies bereits erfolgreich angewendet. In der Düsseldorfer Universität im Bereich Neurologie gab es Forschungen zum Thema der Wirkung von Mutterkraut bei der Behandlung von Polyneuropathieerkrankungen. Das Mutterkraut soll in der Lage sein, die Regeneration von geschädigten Nervenfasern zu beschleunigen.

Hierbei wurden an Mäusen Untersuchungen der Wirkung des Mutterkrauts auf einen geschädigten Ischiasnerv vorgenommen. Hierbei wurde ein Teil der Mäuse mit dem Wirkstoff aus dem Mutterkraut behandelt. Im Gegensatz zu den Mäusen, die diesen Wirkstoff nicht erhalten haben, konnten die Mäuse, die mit dem Mutterkraut behandelt wurden, bereits nach weniger als einer Woche ihre gelähmten Zehen wieder bewegen. Jedoch teilte das Forschungsteam im April 2016 mit, dass es unbedingt noch weitergehende Forschungen geben muss, um ein einsatzfähiges Medikament zu entwickeln.

(Quelle:
https://www.schmerz-med.de/behandlung/naturheilmittel/)

Auch die Pflanze Eisenhut kann bei einer alternativen Polyneuropathie-Behandlung eingesetzt werden. Der giftige Eisenhut wird im homöopathischen Bereich bereits gegen Polyneuropathie eingesetzt. Er enthält einen wichtigen Wirkstoff, der wiederum in einem Nervenöl stark verdünnt enthalten ist. Hiermit können die betroffenen Patienten ihre brennenden, stechenden oder auch schmerzenden Beine oder Füße, Arme oder Beine einreiben. Auch wenn der Wirkstoff des Eisenhuts ein Nervengift ist, kann er aber in sehr stark verdünnter Form als homöopathisches Mittel auch Schmerzen lindern.

Für eine Schmerzlinderung bei einer Polyneuropathieerkrankung bringen vor allem Antioxidantien eine Linderung der Beschwerden. Eine weitere Möglichkeit, den Beschwerden einer Polyneuropathieerkrankung entgegenzuwirken, sind sogenannte Wechselgüsse. Je nachdem, ob Ihre Hände oder Ihre Füße an der Polyneuropathie erkrankt sind, können Sie beispielsweise die Durchblutung fördern, indem Sie heiße Hand- oder auch Fußbäder durchführen.

Bei einem solchen Hand- oder Fußbad öffnen sich die Adern, was im zur Folge hat, dass das Blut wieder ganz normal und ungehindert durch die Adern fließen kann. Hier wäre eine regelmäßige Anwendung wichtig. Durch eine einmalige Durchführung würde die Durchblutung auch nur ein einziges Mal gefördert werden. Dies reicht nicht aus, um eine Verbesserung spürbar zu machen.

Manche bevorzugen aber auch gleich eine Ganzkörperwechseldusche, bei der der Effekt ein ähnlicher ist. Jedoch sollte man hier einen schnellen Wechsel von warm auf kalt vermeiden, denn dann ziehen sich die Adern zu schnell zusammen und dies kann schnell und leicht gefährlich werden. Auch durch eine sogenannte Bürstenmassage kann die Durchblutung gefördert werden. Bei der Bürstenmassage ist es so, dass durch einen mechanischen Reiz sich unsere Blutgefäße ebenfalls öffnen können.

Fazit der alternativen Behandlungstherapien:

Von vielen Patienten wurden alternative Behandlungsmethoden als wirksam und schmerzlindernd beschrieben. Jedoch werden alternative Behandlungsmethoden meist begleitend durchgeführt und nicht als alleinige Therapie.

Leichter leben mit Polyneuropathie

Was eine Polyneuropathieerkrankung ist, welche Ursachen zugrunde liegen können und mit welchen Symptomen diese Erkrankung einhergehen kann, haben Sie bereits erfahren. Auch über die schulmedizinischen und über die typischen Alternativbehandlungen sind Sie nun informiert. Die wichtigste Frage ist nun, wie Sie persönlich mit Ihrer Polyneuropathieerkrankung, leichter durchs Leben gehen können.

Zuerst stellt sich die Frage, ob Sie mit Ihrer Vermutung bereits beim Arzt waren und ob es eine gesicherte Diagnose gibt.

Viele Patienten verspüren die typischen Anzeichen, haben aber sehr viel Angst und gehen deshalb nicht zu ihrem behandelnden Arzt. Diese Situation ist ein schlechtes Szenario, da die Erkrankung bei anhaltendem Stress und damit einhergehenden Angstgefühlen situationsbedingt weiter fortschreitet. Sollten Sie also noch keine gesicherte Diagnose haben, sondern lediglich einen Anfangsverdacht, lassen Sie sich umgehend einen Termin bei Ihrem behandelnden Arzt geben, denn dieser kann Ihnen entweder die Angst nehmen oder mit der schulmedizinischen Therapie beginnen. Stellen Sie sich außerdem die Fragen, welche Symptome Sie zur Zeit haben und welche Ursachen diesen zugrunde liegen.

Neben der schulmedizinischen Therapie, die bei einer Polyneuropathie empfehlenswert ist, können Sie jedoch auch eine Menge für sich selbst tun. Um hier ein ganzheitliches Bild darlegen zu können, in wieweit Sie nun Gegenmaßnahmen treffen können, werden an dieser Stelle gegebenenfalls auch bereits genannte Vorschläge wiederholt, um Sie an Ihrem Beispiel zu erläutern. Neben der bereits ausführlich besprochenen Vermeidung und bestmöglichen Reduktion von Stress kommen wir nun zu einem sehr wichtigen Punkt, der uns ebenfalls Stress abnehmen kann.

Hierbei geht es um den Punkt Hilfe annehmen.

Je nachdem, in welchem Polyneuropathie-Stadium Sie sich derzeit befinden, können Sie mehr oder weniger eingeschränkt sein. In den ausgeprägteren Fällen ist beispielsweise das Greifen von bestimmten Gegenständen sehr schwierig. Auch das auf den Füßen Stehen fällt einigen Personen schwer. Viele Patienten haben Familien, die Ihnen gerne Hilfe anbieten möchten, doch eine Vielzahl an Patienten ist nicht in der Lage, diese Hilfe anzunehmen, da sie sich ihre Eigenständigkeit bewahren möchten. Dies kann zu einer Abwärtsspirale führen, von der abzuraten ist.

Wenn Sie Unterstützung erfahren können, dann nehmen Sie diese ruhig an. Hierdurch kann Ihnen eine gewisse Erwartungslast genommen werden. Stellen Sie sich beispielsweise vor, Sie sitzen in einem Restaurant an einem langen Tisch und Ihre Polyneuropathie ist bereits sehr weit fortgeschritten. Sie sind nicht mehr in der Lage, alleine einmal um den Tisch herum zu gehen, um sich die Butter vom Frühstücksbüffet selbst zu holen. Wenn sie aufgrund von falschem Stolz oder ähnlichem nun versuchen, mit letzter Kraft und dem Wissen, dass Sie es eigentlich nicht bis zur Butter schaffen werden, aufzustehen, wäre Hilfe anzunehmen nicht nur die leichtere, sondern auch die richtige Variante. Durch den Erwartungsdruck sowohl von sich selbst als auch von anderen Personen können psychische Blockaden entstehen. Wenn wir beispielsweise in eine Situation geraten und uns denken: „Das schaffe ich sowieso nicht", dann begeben wir uns in eine solche ausweglose Situation, in der im Vorfeld klar ist, dass für uns, aus welchen Gründen auch immer, eine Bewältigung der Situation nicht möglich ist. Dann werden wir in unserem Misstrauen uns selbst gegenüber nur noch bestärkt. Dies ist nicht der Sinn und Zweck einer ganzheitlichen Polyneuropathie-Therapie und sollte deshalb auch so nicht praktiziert werden. Viel besser ist es, sich mit seinen liebsten und vor allem mit den hilfsbereiten Menschen im Umfeld abzusprechen.

Inwieweit sind Sie bereit, dadurch, dass Sie es vielleicht auch nicht mehr können, Hilfe anzunehmen, und was geht Ihnen einfach zu weit? Versuchen Sie, diese Fragen erst einmal für sich persönlich zu beantworten, um dann beispielsweise bei einem Familiengespräch diese Dinge ansprechen zu können. Hier ist Fingerspitzengefühl von allen Seiten gefragt. Eine weitere Methode, um mit einer Polyneuropathie besser Leben zu können, ist der verbesserte Schlaf. Viele Polyneuropathie-Patienten leiden unter Schlafentzug oder Schlafstörungen aufgrund der starken Symptome, die nur in Ruhephasen und vor allem nachts auftreten. Hierbei ist Ihnen völlig freie Hand gelassen, inwieweit Sie ihr Schlafverhalten verbessern möchten.

Probieren Sie ruhig einiges aus, um selbst zu testen, was Ihnen guttut, denn genau darum geht es! Können Sie vielleicht besser mit offenem Fenster schlafen und einer dünnen Decke, oder lieber mit einem geschlossenem Fenster und ohne Decke, da Sie die Berührung der Decke nicht aushalten können? Helfen Ihnen Beruhigungstees, die Sie bedenkenlos und ohne Rezept abends vor dem Schlafengehen trinken können? Helfen Ihnen vielleicht Meditation oder Entspannungsübungen, um schneller in den Schlaf finden zu können?

Schaffen Sie sich einen Raum, in dem Sie sich persönlich wohlfühlen. Finden Sie eine Methode, mit der Sie persönlich am schnellsten einschlafen. Denn genau hierin liegt das Problem. Die meisten Polyneuropathie-Patienten liegen wach in ihrem Bett und in den Ruhephasen beginnen die Schmerzen oder Missempfindungen stärker zu werden. Je länger die Ruhephase anhält, desto unangenehmer wird es meistens. Häufig ist dann an Schlaf nicht mehr zu denken. Deutlich einfacher wäre es also, wenn Sie sich ins Bett legen und direkt einschlafen können. Gibt es eine Lieblings-CD, die Sie gerne hören und bei der Sie etwas müde werden? Werden Sie vielleicht beim lesen besonders müde? Wenn Letzteres der Fall ist, können Sie beispielsweise im Wohnzimmer anfangen, im Sitzen ein Buch zu lesen, und sobald die Müdigkeit einsetzt, legen Sie das Buch zur Seite, machen sich bettfertig und legen sich hin. Wenn Sie sich hinlegen, wenn Sie bereits müde sind, kann dies Ihre Einschlafzeit verkürzen.

Nicht selten benutzen Patienten zum Einschlafen auch Meditationsübungen.

Diese sind ein bewährtes Mittel, um die innere Stimme zu finden und auch, um dabei einschlafen zu können. Eine solche Meditationsübung könnte wie folgt aussehen:

Nachdem Sie sich in Ihr bequemes Bett gelegt haben, schließen Sie sofort die Augen. Legen Sie sich in eine bequeme Position, in der Sie auch schlafen möchten. Hier ist es völlig egal, ob Sie sich auf dem Bauch, auf den Rücken, auf die rechte Seite oder auf die linke Seite legen. Legen Sie sich in die Position, in der Sie am allerbesten schlafen können. Mit geschlossenen Augen lauschen sie ihrer Atmung.

Sie fangen nicht an, Ihren Atem zu kontrollieren und tiefer oder flacher ein- oder auszuatmen, sondern Sie folgen einfach Ihrer normalen Atmung, Sie nehmen wahr, dass Sie einatmen und wieder ausatmen, einatmen und wieder ausatmen. Versuchen Sie, keinen Gedanken aufkommen zu lassen. Dies ist vor allem für Meditationsanfänger sehr schwer. Es bedeutet jedoch nicht, dass Sie keinerlei Gedanken zulassen dürfen, sondern lediglich, dass Sie diese Gedanken weiter ziehen lassen müssen. Versuchen Sie sich also nicht mit den Gedanken in Ihrem Kopf aktiv zu beschäftigen.

Lauschen Sie einfach der Einatmung und der Ausatmung. Wenn Sie merken, dass Sie mit den Gedanken abdriften, sagen Sie sich vor Ihrem inneren Auge bei jeder Einatmung: Einatmen! Und bei jeder Ausatmung: Ausatmen!

So fokussieren Sie sich wieder auf Ihre Atmung und über kurz oder lang verschwindet der andere Gedanke wieder.

Eine Meditationsübung trägt meist nur dann Früchte, wenn sie regelmäßig wiederholt wird. Je öfter Sie also Meditieren, es beispielsweise in Ihre Abendroutine mit einfließen lassen, desto eher kann die Meditation Ihnen auch behilflich sein. Während des immer wiederkehrenden Ein- und Ausatmens werden Sie irgendwann müde werden. Wenn Sie etwas Übung darin haben, keinerlei Gedanken aktiv mehr zu folgen, kann sich die Müdigkeit immer früher einstellen. Außerdem sollten Sie Ihre persönliche Umgebung sichern. Auch dies hilft enorm, um mit einer Polyneuropathie im Alltag besser klarkommen zu können. Gerade bei Empfindungsstörung an den Füßen oder Beinen, sollte in Ihrer Wohnung nichts auf einer

Höhe stehen, in der Sie es umtreten könnten oder über das Sie stolpern könnten. Besonders in Ihrer Wohnung ist es wichtig, dass Sie die Verletzungsrate und somit alle Risikofaktoren so gering wie möglich halten. Auch in der Wohnung gibt es hier die Möglichkeit, festes Schuhwerk zu tragen. Feste Schuhe können unsicheren Füßen mehr Halt vermitteln und sind daher essenziell wichtig.

Wichtig ist es außerdem, dass Sie auch kleinere Verletzungen wahrnehmen, vor allem in dem Bereich, in dem Sie nur noch wenig oder nichts mehr spüren.

Wenn Sie beispielsweise kein Gefühl mehr in der Hand haben und sich dann in den Finger schneiden, ist essenziell wichtig, diese kleinen Verletzungen zu erkennen.

Sie können das betroffene Areal, also die Füße oder Hände, beispielsweise jeden Abend kontrollieren und nach Verletzungen absuchen, damit diese, wenn nötig, auch behandelt werden können.

Schützen Sie sich und Ihren Körper vor allem auch vor Kälte. Sofern bedingt durch die Polyneuropathie eine Temperaturwahrnehmungsstörung vorliegt, können auch die stärksten Temperaturunterschiede erst viel zu spät erkannt werden. Sollte es bei Ihnen beispielsweise der Fall sein, dass die Polyneuropathie die Füße betrifft und diese bereits taub sind, laufen Sie beispielsweise an einem kalten Ort Gefahr, dass ein Zeh abfriert, ohne das Sie es wahrnehmen können. Außerdem können Sie sich mit der bewussten, gesunden und ausgewogenen Ernährung näher beschäftigen. Schauen Sie in Ihren Kühlschrank und fragen Sie sich beispielsweise, ob Sie vermehrt pflanzliche oder tierische Fettsäuren zu sich nehmen. Außerdem können Sie sich die Frage stellen, ob Sie sich bereits ballaststoffreich ernähren oder ob es diesbezüglich noch Verbesserungsmöglichkeiten gibt.

Wenn Sie beweglich und noch recht mobil sind, versuchen Sie so oft es geht den PKW stehen zu lassen. Gehen Sie auch kurze Strecken, beispielsweise zur Sparkasse oder zur Post, zu Fuß und lassen Sie Ihr Fahrzeug stehen.

Laufen Sie kurze Strecken lieber, und wenn Sie unsicher auf den Beinen sind, dann laufen Sie eine kurze Strecke nicht allein. Durch die immer wiederkehrenden Übungen und durch die gleichbleibende Strecke kann dies sowohl aufgrund der Bewegung zu mehr Stabilität als auch, psychisch gesehen, zu mehr Selbstvertrauen führen. Auch gleichgesinnte sind unglaublich wichtige Verbündete, wenn es darum geht, gut mit einer Polyneuropathieerkrankung zu leben. Recherchieren Sie im Internet, ob es in Ihrer näheren Umgebung Patienten mit einer Polyneuropathieerkrankung gibt. Andernfalls können Sie auch nach Selbsthilfegruppen schauen, die Polyneuropathie als Gruppenthema aufweisen. Der Kontakt zum sozialen Umfeld im Allgemeinen ist selbstverständlich unglaublich wichtig für betroffene Patienten. Doch der Umgang mit Menschen, die an derselben Erkrankung leiden wie der Betroffene selbst, bieten eine enorme Entwicklungschance.

Es gibt viele Patienten, die an einer Polyneuropathie leiden, die begeistert von Cremes sind und beispielsweise auf die sogenannte Pferdesalbe schwören. Diese Salbe heißt so, da sie eigentlich für die Behandlung von Pferden und deren Gelenkerkrankungen entwickelt wurde. Zur Selbsthilfe können sich betroffene Patienten beispielsweise mit Rosmarin, Pfefferminze, Thymian, Rosskastanien, Fichtennadeln, Menthol oder auch Annika einreiben.

Schlusswort

Egal, ob Sie an einer Polyneuropathie erkrankt sind oder jemand aus Ihrem Umfeld an dieser Krankheit leidet, mit diesem Buch haben Sie nun eine Vielzahl an Informationen, Tipps und Lösungsvorschlägen erhalten, die Sie entweder in Ihrem Leben anwenden können oder die Sie an einen erkrankten Menschen weitergeben können. Denken Sie immer daran, dass es wichtig ist den Körper und den Geist als Gesamtheit anzusehen und dass eine ganzheitliche Therapieform die wirkungsvollste ist.

Bei den aufgeführten Tipps steht vor allem die Alltagstauglichkeit im Vordergrund.